LE LIVRE DES DENTS

pour les

ENFANTS

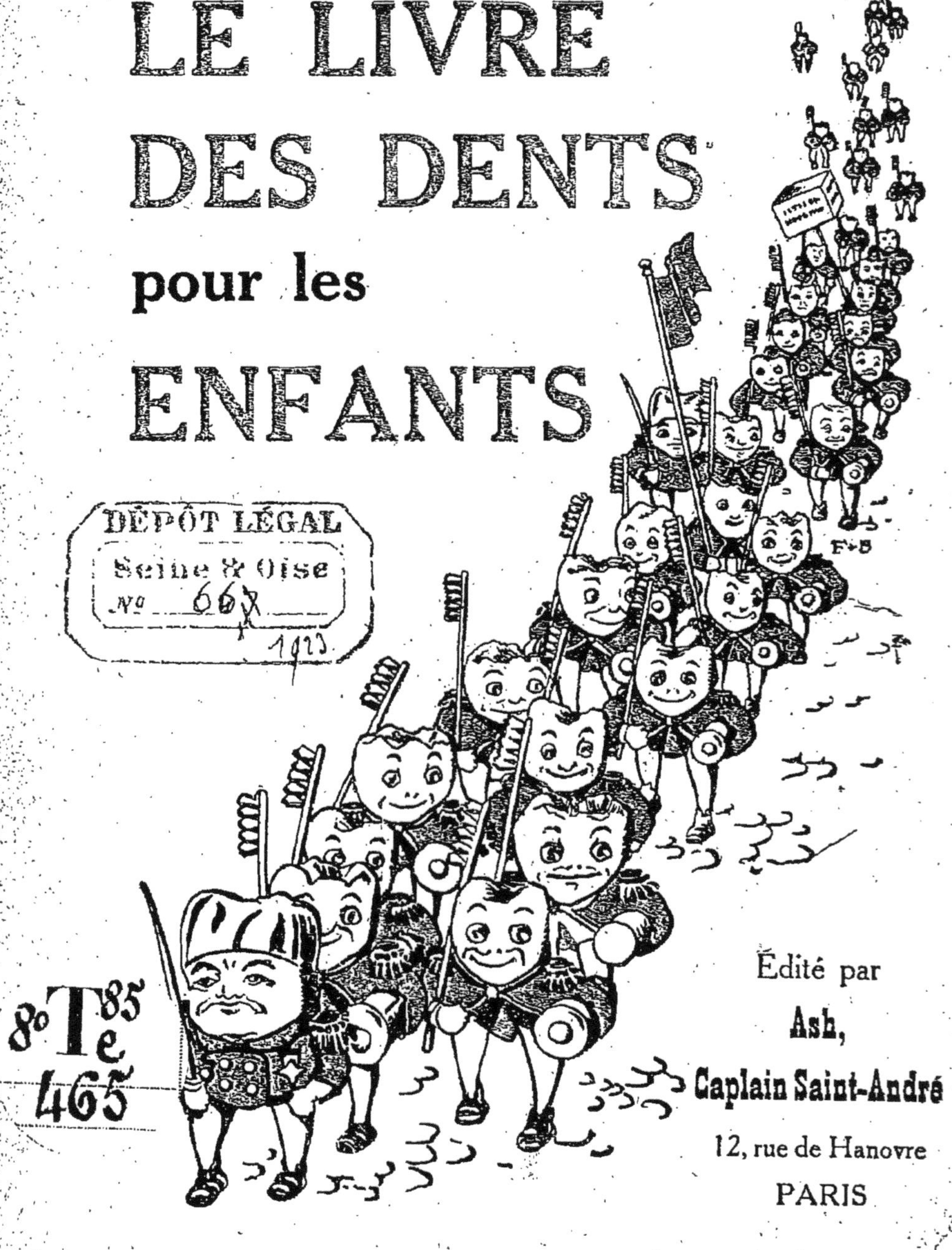

Édité par

Ash,

Caplain Saint-André

12, rue de Hanovre

PARIS

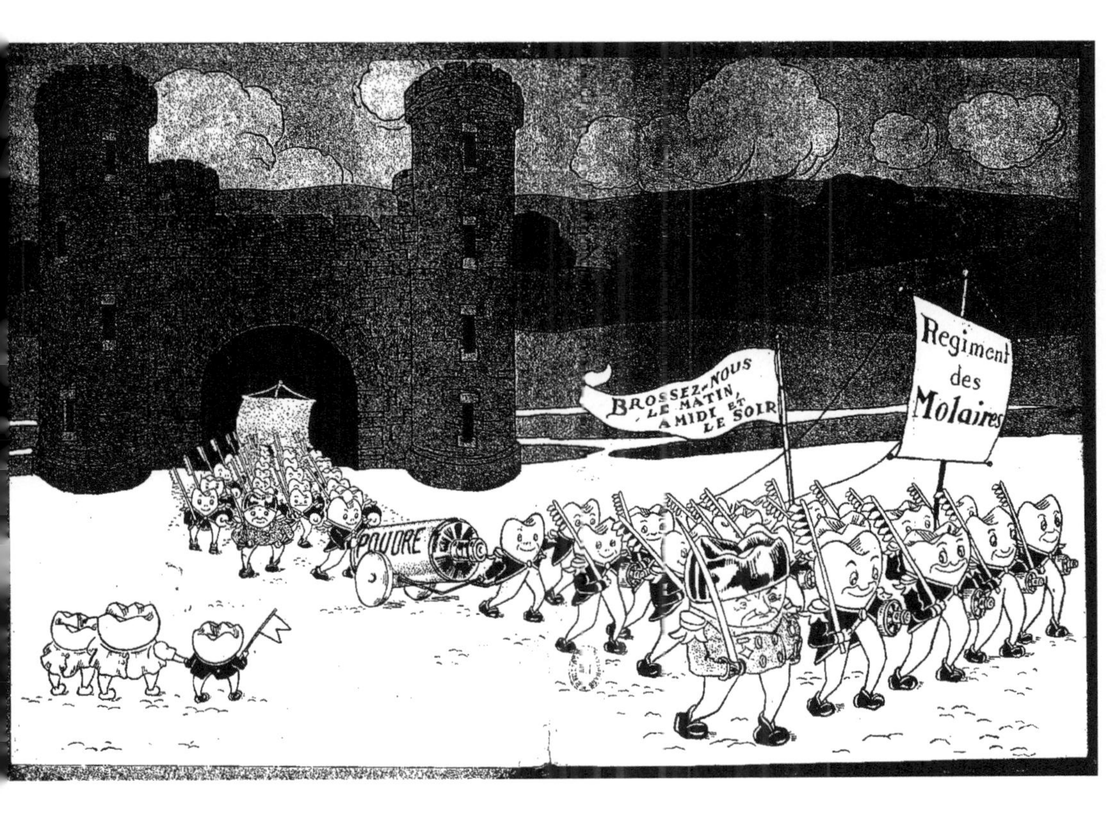
POUDRE
BROSSEZ-NOUS
LE MATIN,
A MIDI ET
LE SOIR
Regiment
des
Molaires

LE LIVRE DES DENTS POUR LES ENFANTS

Texte et Illustrations de

Harrison Wader Ferguson

Docteur en Chirurgie Dentaire (U.S.A.)

Adapté de l'Anglais par L. A. Chambrillon

1922

ÉTABLISSEMENTS

ASH,ᵛ CAPLAIN SAINT-ANDRÉ

ÉDITEURS

12, RUE DE HANOVRE

PARIS (11e)

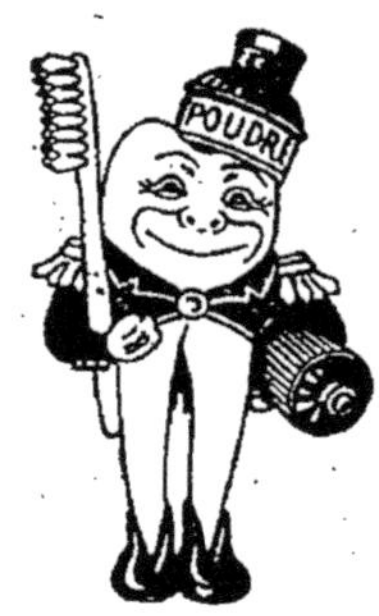

Faites-les laver leur visage
et nettoyer leurs dents.

SHAKESPEARE *(Coriolan).*

PRÉFACE

La profession médicale a admis unanimement que l'état de la bouche a la plus grande influence sur la santé de l'enfant. Dans les cliniques dentaires publiques et dans les Ecoles où l'hygiène buccale a été pratiquée, il a été démontré que les dents saines sont une des plus grandes protections contre la maladie.

Il a été prouvé par l'expérience qu'une bouche propre améliore la santé de l'enfant, ainsi que son apparence physique, et le rend plus apte à l'étude. L'observation journalière nous a enseigné, de plus, que les troubles nerveux causés par une mauvaise dent nuisent à l'attention due au travail scolaire.

L'hygiène buccale est aussi importante que toute autre matière enseignée dans nos Ecoles.

Nous sommes tous d'accord sur la nécessité de préserver les dents de l'enfant. Comment ? C'est le problème que nous devons résoudre.

L'expérience de l'auteur, en ce qui regarde les enfants, à la fois dans sa clientèle privée et dans les cliniques dentaires publiques l'a convaincu que l'association du sérieux et du plaisant est nécessaire pour faire des soins corrects de la bouche une habitude journalière. Si l'enfant n'a pas une connaissance, tout au moins rudimentaire, de tout ce qui concerne les dents, et s'il n'a pas appris l'importance qu'il y a à les conserver propres, il ne prend que peu ou pas d'intérêt à les soigner. La simple répétition d'un acte par contrainte ne fixe pas une habitude ; celle-ci ne s'engendre que si cet acte est soit agréable, soit intéressant. Ce n'est qu'en apprenant à l'enfant à connaître ses dents et en donnant à l'entretien de celles-ci une forme attrayante, que l'on pourra fixer chez lui l'habitude de la propreté.

Par l'enseignement préventif, nous devons éviter aux enfants la souffrance, et par conséquent, leur enlever la crainte du dentiste.

Combien de fois les dents ont-elles été négligées, à cause de cette pusillanimité qui fait remettre... à plus tard la visite au dentiste ! Cependant, la plupart des caries dentaires peuvent être prévenues par les soins méthodiques des dents et de la bouche ; et si le dentiste intervient à temps, si on lui laisse prévenir le mal au lieu de lui demander de le guérir, son travail se fait sans souffrances et l'enfant regarde le dentiste comme un ami.

Ce sont ces considérations qui ont dominé l'élaboration de ce petit livre qui s'adresse directement à l'enfant et stimule l'attention qu'il doit apporter aux soins de ses dents. L'auteur a cherché à exposer quelques faits d'un sujet scientifique d'une manière simple et intéressante, afin que le livre soit attrayant et compréhensible pour l'enfant. Il réclame l'aide des maîtres pour que le travail déjà commencé dans les Ecoles, soit amplifié, et celle des parents pour qu'il soit entrepris à la maison. La profession dentaire, par le sacrifice de son temps, contribue généreusement à la cause et mérite des encouragements.

Puisse ce petit livre aider les enfants de notre génération à parvenir à la maturité avec des BOUCHES PROPRES ET DES DENTS SAINES et puissent ces enfants, léguer à leur tour l'Evangile de la propreté de la bouche aux générations qui viendront.

TABLE

Ce que sont les Dents. 7

Pourquoi vous avez besoin de Dents. 10

Comment travaillent vos Dents. 16

Vos premières Dents ou Dents de Lait. 18

Pourquoi vous devez prendre grand soin de vos
Dents de Lait. 20

Comment et Pourquoi vous perdez vos Dents de
Lait 24

Vos Dents de six ans. 26

Vos deuxièmes Dents ou Dents permanentes. . . 30

Vos Dents de Sagesse. 32

Pourquoi vous devez tenir votre Bouche et vos
Dents propres 34

La bonne manière de brosser vos Dents. 36

L'Exercice de la Brosse a Dents. 44

Comment prendre soin de votre Brosse a Dents. . 46

Poudres, Pates et Eaux Dentifrices. 48

Comment dresser le Plan de votre Bouche et éviter les Maux de Dents. 50

Comment une Cavité se forme dans une Dent. . . 52

D'ou vient la Rage de Dents. 56

Pourquoi quelques Dents sont difformes. . . . 58

Les Surnoms des Dents. 60

Des Choses qu'il ne faut pas oublier. 62

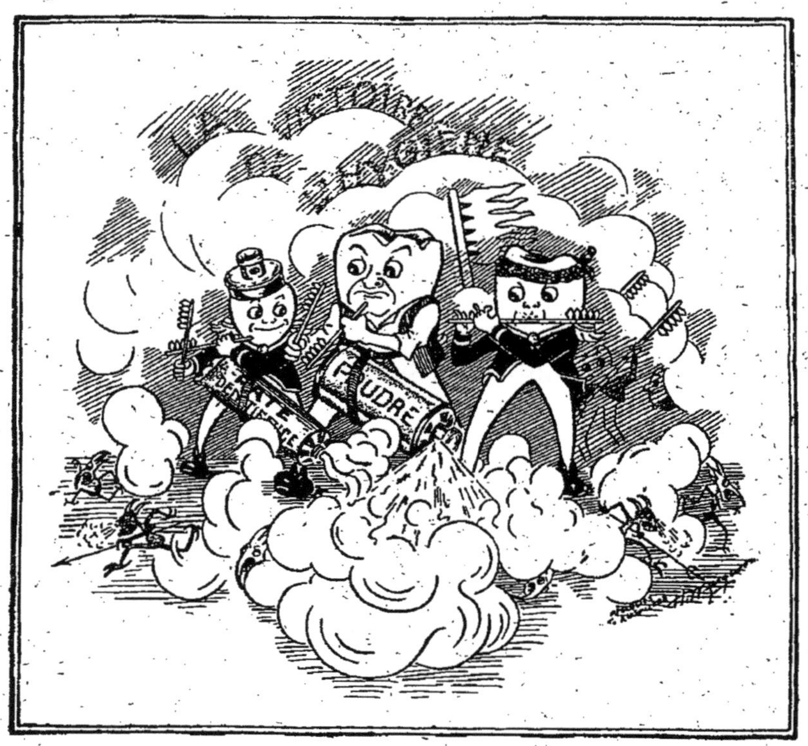

Figure 1

(Sur l'air du Refrain de LA MADELON*)*

Les Soldats du régiment des molaires
Accourent, armés de brosses à dents,
De pâtes et de poudres meurtrières
Pour les microbes malfaisants.

Les soldats du régiment des molaires
Clament ceci, que chacun doit savoir :
Brossez vos dents de façon exemplaire
Le matin, à midi et le soir !

CE QUE SONT LES DENTS

Vos dents sont dures, blanches, elles ressemblent à des os, et sont implantées dans vos mâchoires inférieure et supérieure.

Elles coupent et broient vos aliments.

Elles vous aident à parler.

Elles donnent la forme à votre visage.

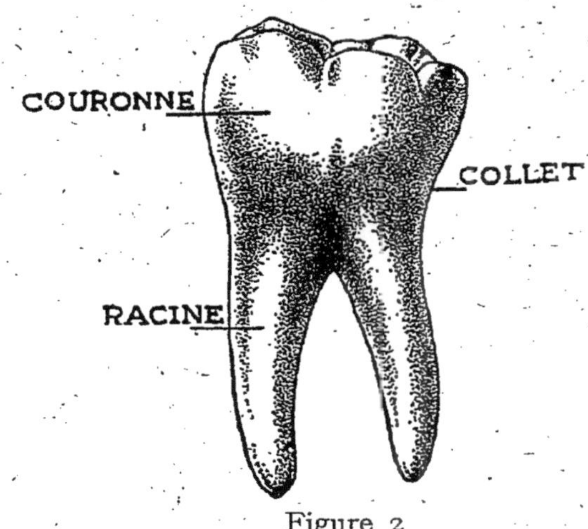

Figure 2

La figure 2 représente une molaire inférieure ou dent du fond.

Une dent a trois parties, comme vous pouvez le voir sur la figure.

La *couronne* est la partie de la dent visible dans la bouche. Elle est recouverte par l'*émail*.

La *racine* est la partie de la dent qui se trouve dans la gencive et qui fait tenir la dent dans la mâchoire.

Le *collet* est la ligne qui sépare la couronne de la racine au niveau des gencives.

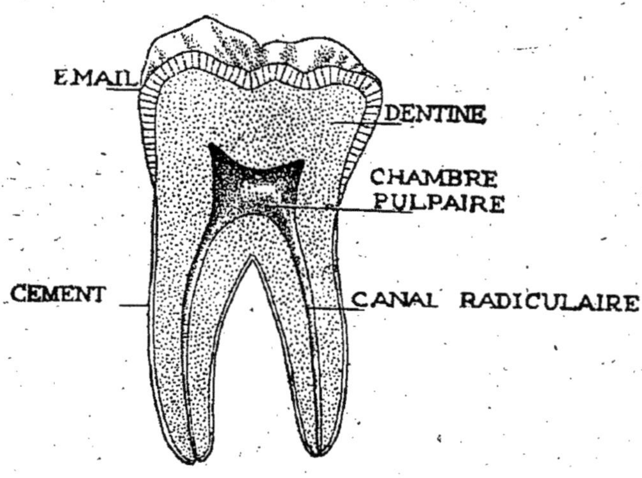

Figure 3

La figure 3 représente la même dent coupée par moitié et montrant comment elle est formée.

L'émail couvre la couronne de la dent et sous l'émail est le corps de la dent.

Le corps de la dent est fait d'une substance appelée *dentine*.

La dentine est creusée d'une cavité, la *chambre pulpaire* qui contient la *pulpe de la dent*.

Dans la pulpe de la dent sont des *vaisseaux sanguins* qui apportent la nourriture à la dent.

Il y a aussi des « *nerfs* » (filets nerveux) que vous sentez quand vous avez « mal aux dents ».

Les nerfs et les vaisseaux entrent dans la dent par un petit trou situé à l'extrémité de la racine et arrivent à la pulpe par le *canal radiculaire*.

La racine est recouverte par une substance osseuse appelée *cément*.

L'émail qui recouvre et protège la couronne de la dent est dur, blanc, fragile ; il est constitué par des petits prismes à six côtés. Il est cassant et dur comme le verre.

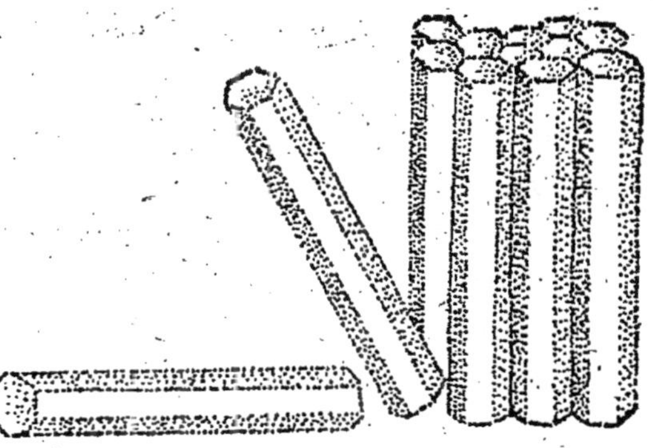

Figure 4 — Prismes de l'émail

Si vous mordez dans un sucre d'orge très dur ou si vous cassez des noisettes avec vos dents, vous pouvez briser quelques-uns des petits prismes de l'émail.

Le petit trou produit par cette fracture se remplira d'aliments et produira une *carie dentaire*, s'il n'est pas nettoyé et bouché par un dentiste.

La dentine est une substance blanche, dense, moins dure que l'émail.

Quand elle est exposée aux liquides de la bouche, la dentine se carie beaucoup plus facilement que l'émail.

La dentine ressemble beaucoup à l'ivoire des défenses de l'éléphant. Mais les défenses de l'éléphant poussent comme les ongles, tandis que la dentine et l'émail de vos dents, une fois détruits, ne sont jamais remplacés.

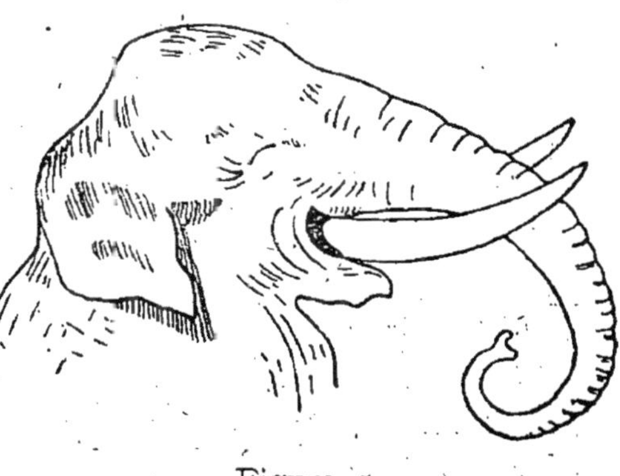

Figure 5

POURQUOI VOUS AVEZ BESOIN DE DENTS

Avez-vous déjà entendu parler une personne qui a perdu toutes ses dents ?

Pouviez-vous comprendre ce qu'elle disait ?

Combien les dents sont utiles pour nous aider à prononcer les paroles !

Comment trouvez-vous la personne qui a une face ainsi ravagée ?

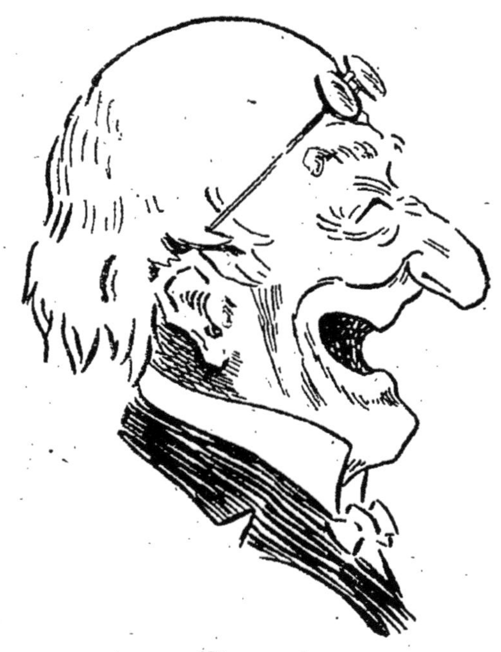

Figure 6

Voudriez-vous avoir une figure comme celle-là ?
Vos dents contribuent à former votre physionomie.
Elles vous font paraître jeune ou vieux.
Les gens qui ont perdu leurs dents paraissent vieux.

Comment mangeriez-vous si vous n'aviez aucune dent ?

Pensez au prochain moment où vous aurez faim.

Vous avez besoin d'aliments pour vous nourrir.

Vos aliments sont à la fois solides et liquides.

Vous devez avoir quelque chose pour couper et écraser les aliments solides avant qu'ils ne pénètrent dans votre estomac.

Vos dents sont là pour cela !

Vos dents sont là pour couper et écraser vos aliments !

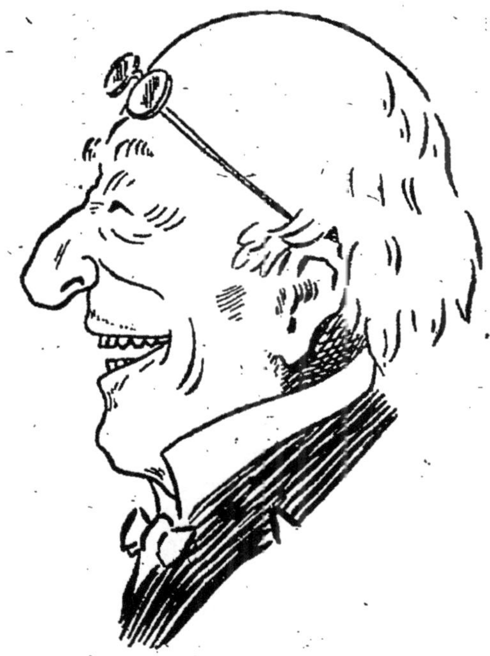

Figure 7

Regardez combien ce vieux monsieur est changé avec des dents.

Soyez sûr de pouvoir *mâcher* vos aliments avant de les avaler.

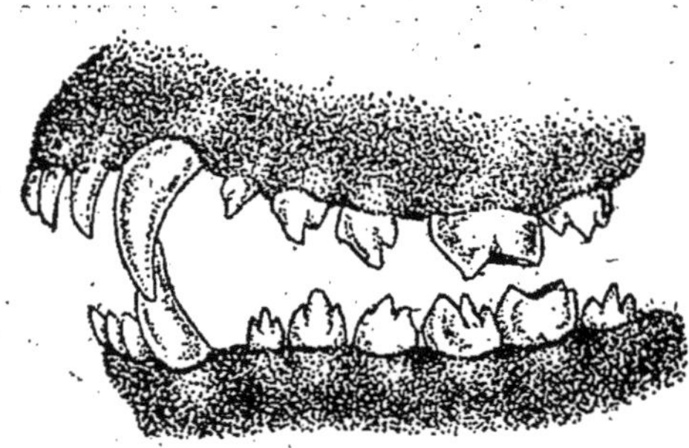

Figure 8

L'homme et les animaux mangent différentes sortes d'aliments. Ils ont besoin de différentes sortes de dents pour les mâcher.

La figure 8 montre les dents tranchantes et pointues du chien. Même ses dents du fond ou molaires sont pointues.

Les mâchoires du chien travaillent de haut en bas comme une paire de ciseaux.

Ses dents déchirent les aliments et cassent les os.

Il y a dans son estomac des liquides qui dissolvent sa nourriture.

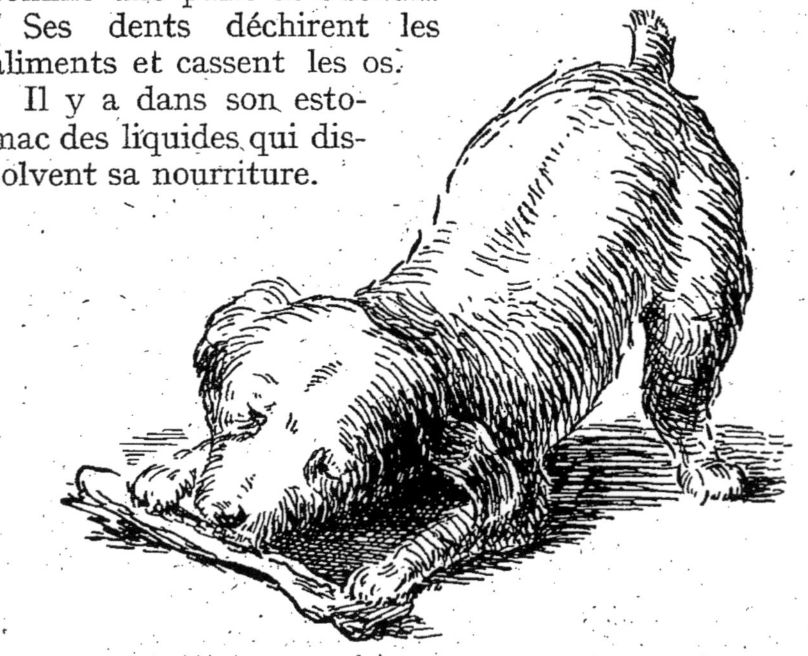

Figure 9

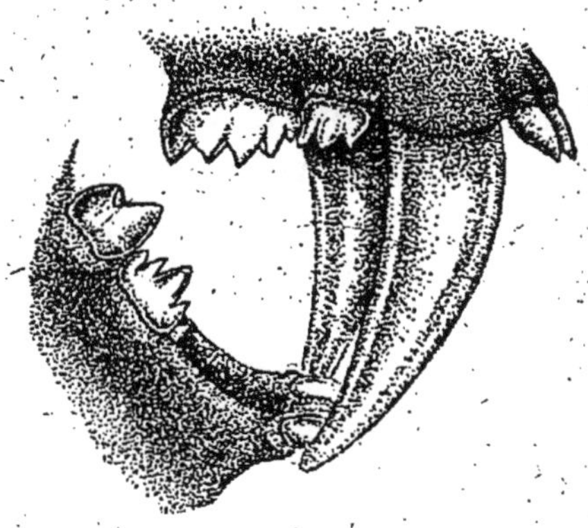

Figure 10

La figure 10 montre les dents, longues et aiguisées du tigre.

Les mâchoires du tigre travaillent comme celles du chien.

Le tigre se nourrit de la chair des animaux et a seulement besoin de la déchirer et de casser les os.

Les dents de devant du tigre, longues et tranchantes, et ses griffes, lui servent à attraper et à tuer les autres animaux.

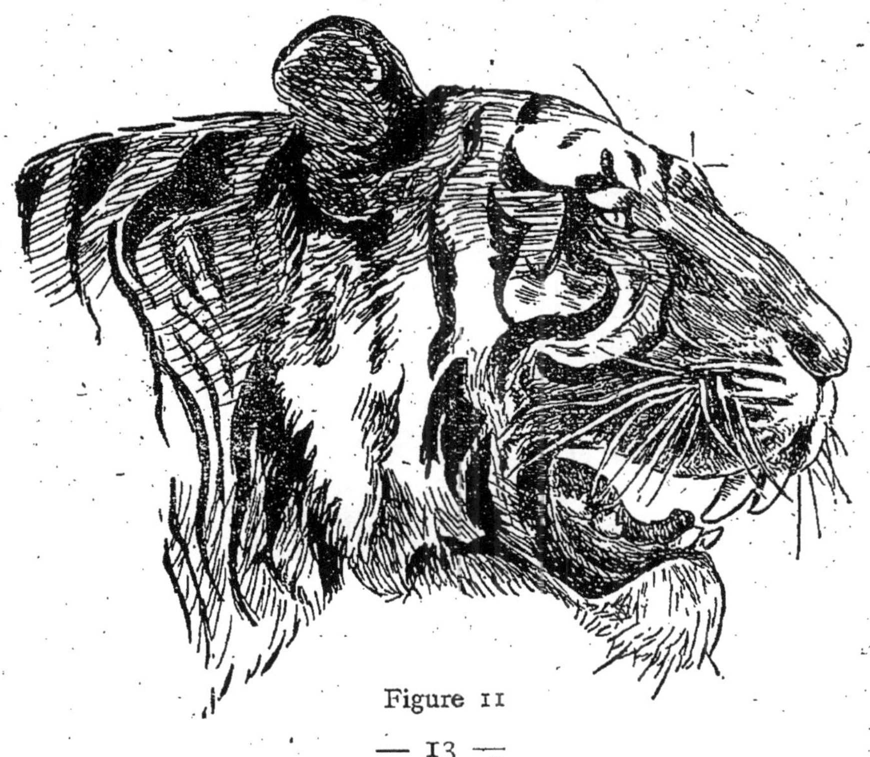

Figure 11

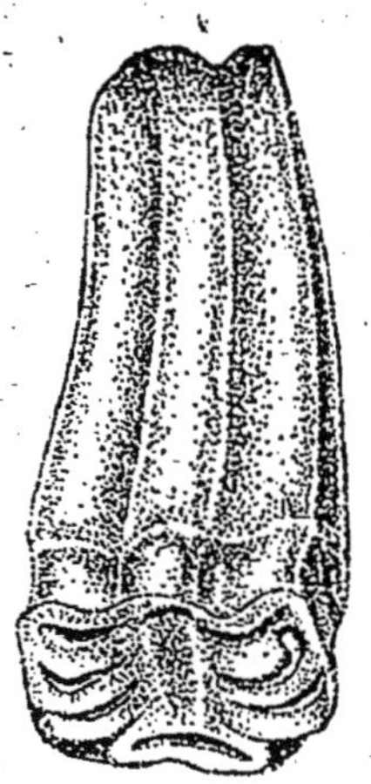

Figure 12

La figure 12 montre une molaire ou dent du fond d'un cheval. Vous voyez qu'elle est très forte et très large.

Les aliments du cheval sont faits de graines, d'herbe et de foin.

Ces aliments sont broyés et réduits en poudre.

Les mâchoires du cheval travaillent en glissant d'un côté à l'autre.

Les dents de devant du cheval agissent

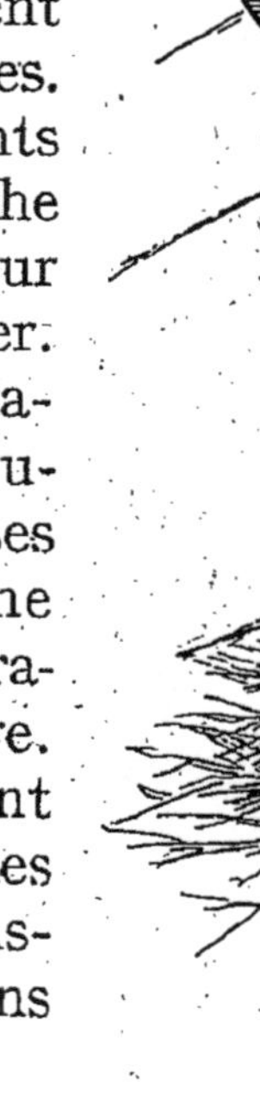

comme une faucheuse et coupent l'herbe et les plantes.

Ses grosses dents du fond de la bouche broient l'herbe pour qu'il puisse l'avaler.

Les larges surfaces plates et rugueuses de ses grosses dents glissent l'une sur l'autre pour écraser sa nourriture. Ses dents travaillent comme des meules quand elles transforment les grains en farine.

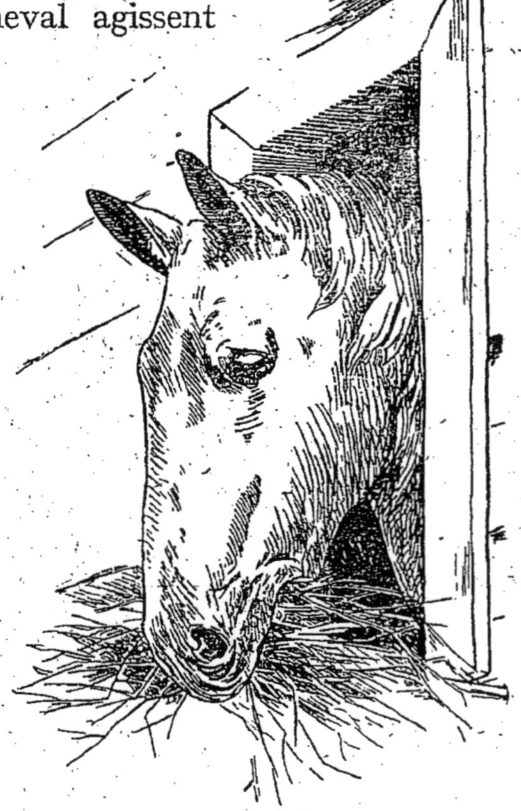

Figure 13

La figure 14 montre l'é-
norme molaire plate d'un
éléphant.

L'éléphant vit aussi de
feuillages, de foin et de
fruits.

Ces sortes d'aliments doivent être écrasés et broyés.

*Vos aliments sont à la fois
des végétaux et des viandes
et alors vous avez besoin à
la fois de plusieurs sortes de dents, de celles qui coupent et de celles qui broient.*

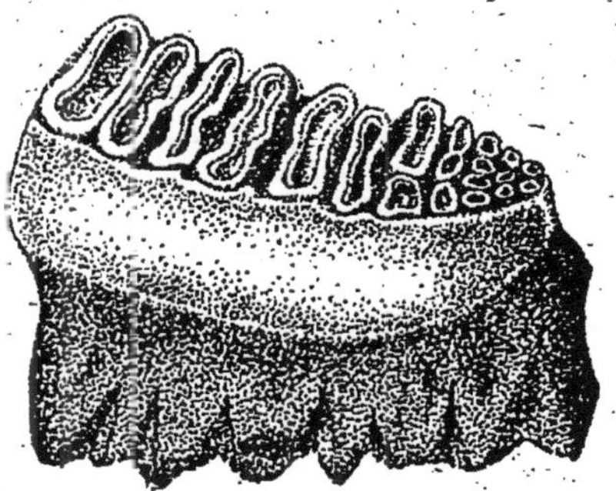

Figure 14

Ne pensez-vous pas que vos dents valent bien
la peine que vous en preniez soin ?

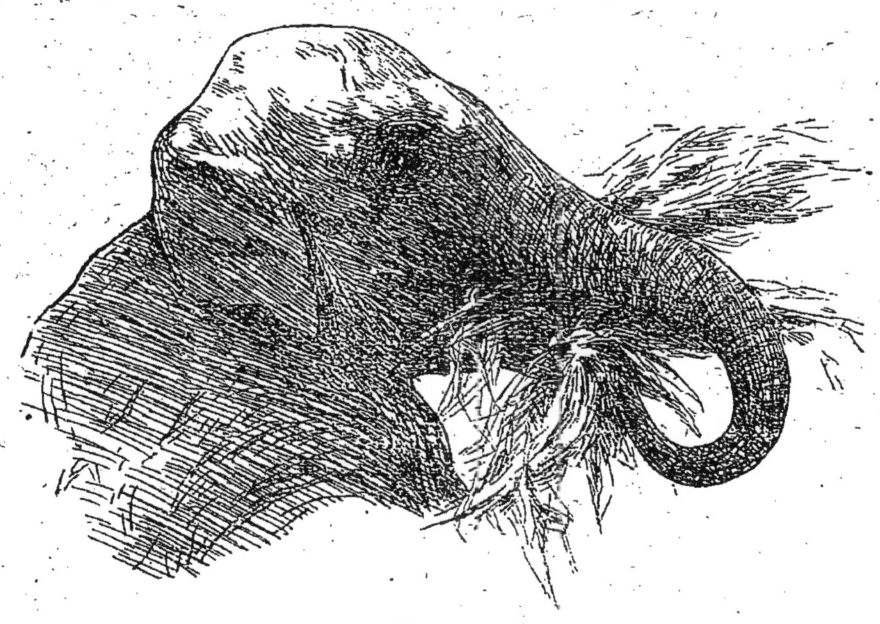

Figure 15

COMMENT TRAVAILLENT VOS DENTS

Chaque dent a sa façon particulière de travailler dans le coupage et le meulage des aliments.

Chaque dent est construite pour faire son travail particulier.

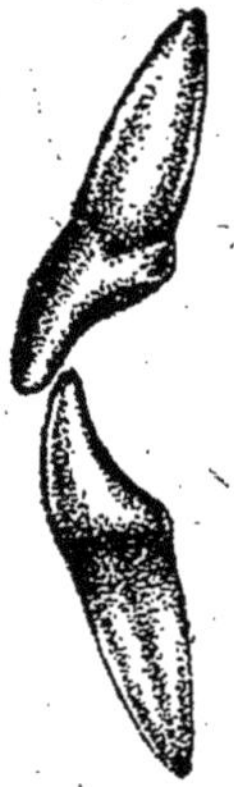

C'est pourquoi vos dents sont de différentes formes et de différentes grosseurs.

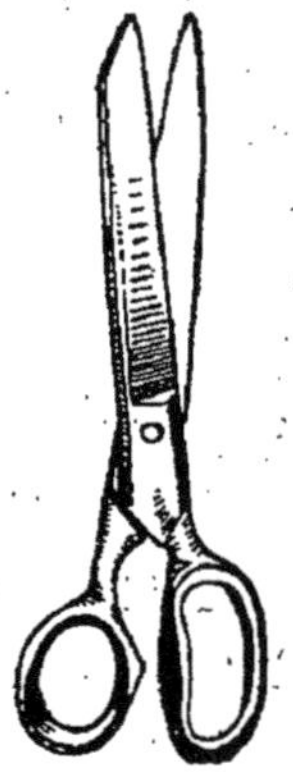

Vos dents de devant ou *incisives,* ont un bord mince, aiguisé et coupant.

Quand vous mordez, *elles coupent les aliments.* Elles coupent tout comme une paire de ciseaux.

Les écureuils ont des dents de devant si tranchantes qu'ils peuvent ouvrir les enveloppes très dures des noisettes.

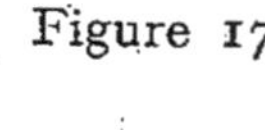

Figure 16

Figure 17

Les castors peuvent couper des arbres avec leurs incisives.

A mesure que les dents de ces petits animaux s'usent, elles repoussent comme les ongles de vos doigts.

Vos *canines* sont aux angles de votre bouche.

Elles agissent comme des guides et empêchent vos mâchoires d'aller de côté quand vous mâchez. Elles divisent les aliments, les mettent en lambeaux.

Ce sont ces dents qui deviennent de longs crocs dans la gueule du chien et dans celle du tigre.

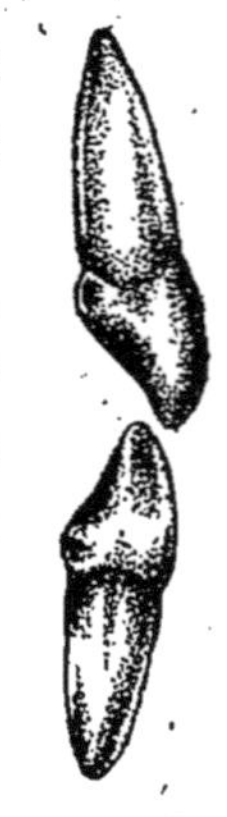

Fig. 18

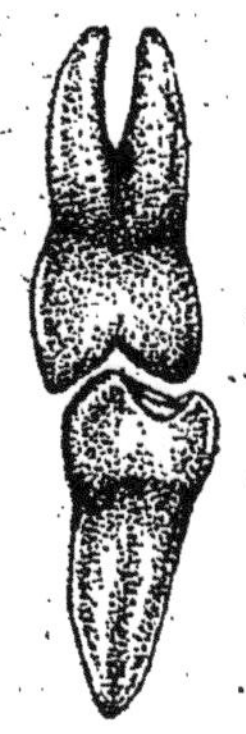

Figure 19

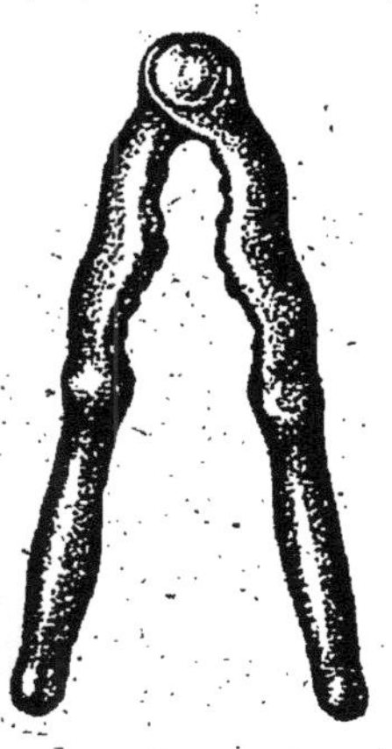

Figure 20

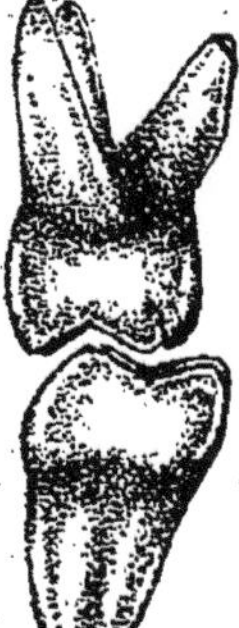

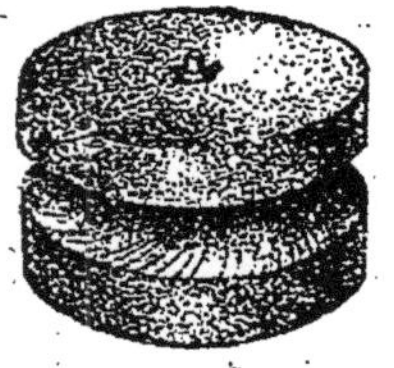

Figure 21

Figure 22

Vos dents de côté ou *prémolaires* ont une double pointe (bicuspide).

Elles déchirent les aliments et brisent ceux qui sont durs.

Elles travaillent comme un casse-noisettes.

Les dents qui sont au fond de votre bouche, les *molaires*, ont une surface rugueuse pour broyer.

Elles écrasent et meulent vos aliments.

Elles travaillent comme des meules.

MACHEZ VOS ALIMENTS SOIGNEUSEMENT. VOS DENTS SONT FAITES POUR VOUS EN SERVIR.

Plus vous vous servirez de vos dents, plus elles deviendront solides.

MAIS NE VOUS SERVEZ PAS DE VOS DENTS POUR CASSER DES NOIX.

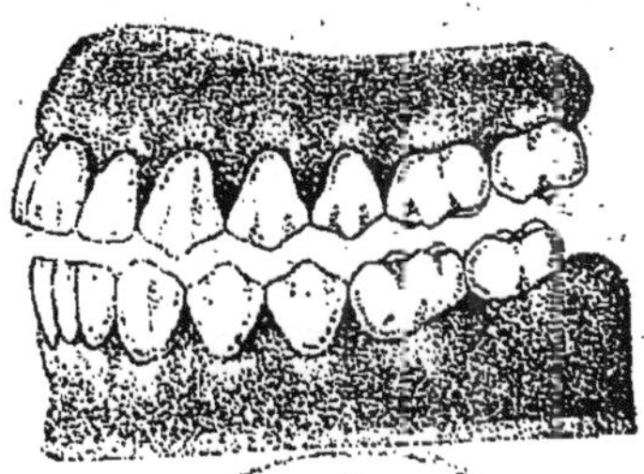

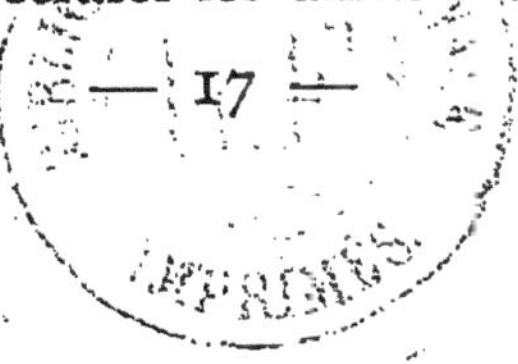

Figure 23. — Comment vos dents s'engrènent pour couper et écraser les aliments.

2

VOS PREMIÈRES DENTS
OU
DENTS DE LAIT

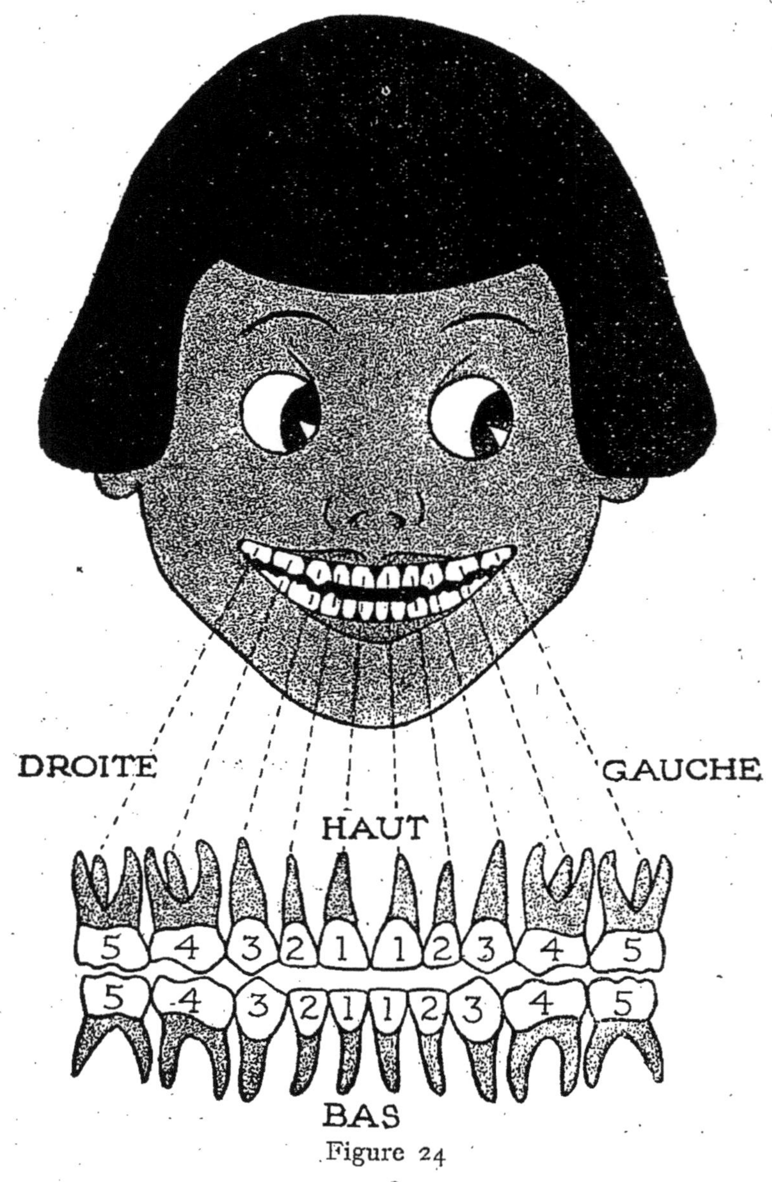

Figure 24

LEURS NOMS, LEURS EMPLACEMENTS DANS VOTRE BOUCHE, ET QUAND ELLES APPARAISSENT

Les premières dents ou dents de lait sont au nombre de vingt, dix à la mâchoire supérieure et dix à la mâchoire inférieure.

Dans la figure 24 chaque sorte de dents a un numéro. Les noms de ces différentes dents sont les suivants :

1. Incisives centrales.
2. Incisives latérales.
3. Canines.
4. Premières molaires.
5. Secondes molaires.

Ces dents apparaissent dans l'ordre suivant :

Les quatre incisives centrales entre le 5e et le 8e mois.

Les quatre incisives latérales entre le 6e et le 10e mois.

Les quatre premières molaires entre le 11e et le 16e mois.

Les quatre canines entre le 14e et le 20e mois.

Les quatre secondes molaires entre le 20e et le 36e mois.

Les dents de la mâchoire inférieure apparaissent généralement quelques semaines avant leurs correspondantes supérieures.

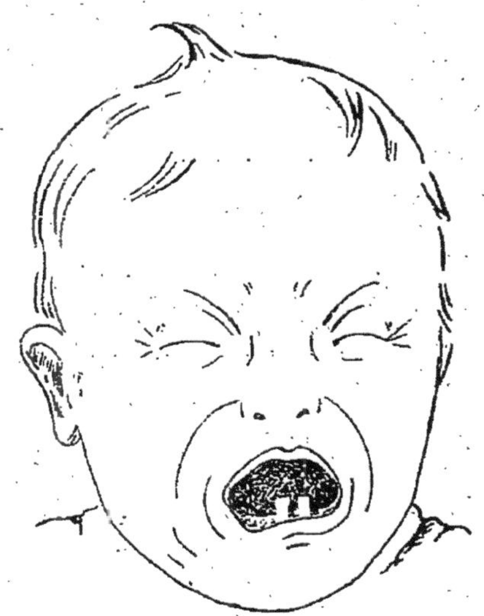

Figure 25. Les premières venues

POURQUOI VOUS DEVEZ PRENDRE GRAND SOIN DE VOS DENTS DE LAIT

Vous avez vingt petites dents de lait. Elles mâcheront vos aliments jusqu'à ce que vous soyez assez grand pour avoir vos grandes dents ou dents permanentes.

Les dents de lait préparent la place de vos dents permanentes, leur tracent leur chemin et les guident à la place qu'elles doivent occuper.

Les dents permanentes se forment sous la racine des dents de lait et poussent à leur place.

Les dents de lait doivent être conservées jusqu'à ce qu'elles tombent naturellement, c'est-à-dire lorsqu'elles sont poussées hors des gencives par les dents permanentes.

Pour conserver vos dents de lait jusqu'au jour où elles devront normalement s'en aller, vous devez leur donner des soins attentifs.

Elles ont besoin d'être brossées après chaque repas et avant que vous vous couchiez.

Vous devez voir le dentiste tous les trois mois, même avant que toutes vos dents de lait soient poussées.

Le dentiste peut arrêter une carie qui commence et voir si les dents de lait poussent à leur place.

Tout cela est très important parce que ces soins évitent tout désagrément par la suite.

Vous ne devez pas avoir peur du dentiste, car LE PETIT TRAVAIL QU'IL PEUT AVOIR A EXÉCUTER NE VOUS FERA PAS DE MAL.

En brossant vos dents et en les conservant bien propres, et en les faisant visiter et soigner régulièrement par le dentiste, VOUS EMPÊCHEREZ LES TROUS DE SE FORMER.

En prévenant les accidents dentaires de cette façon, vous éviterez aussi une plus grande dépense qu'entraînerait plus tard l'obturation de vos caries. Vous échapperez au mal de dents et vous aurez des dents permanentes saines et solides.

Votre bouche sera propre et vous pourrez mastiquer vos aliments comme ils doivent être mastiqués.

C'est une mauvaise affaire que de perdre une de vos dents de lait avant l'époque normale, parce qu'alors vos grosses dents permanentes ne trouveront pas place pour sortir de la gencive là où elles le devraient.

Quand une petite dent est arrachée, la mâchoire se rétrécit et bouche l'espace qui était resté.

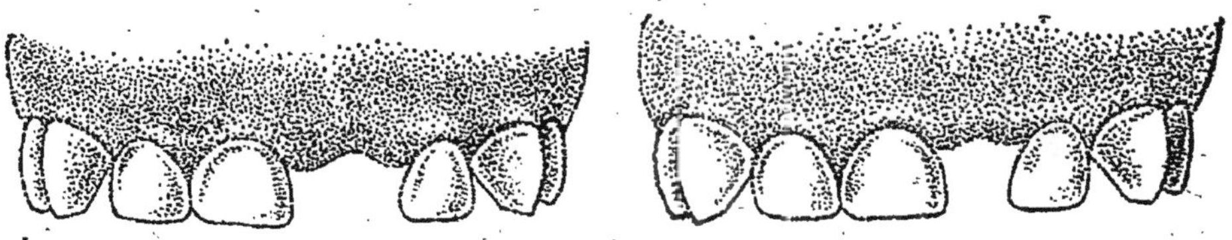

Figure 26   Figure 27

La figure 26 montre l'espace qui est resté lorsque la dent de lait a été enlevée.

La figure 27 montre ce qui arrive par la suite. Voyez comme la mâchoire se resserre et remplit l'espace.

Cela rétrécit la mâchoire, et quand les grandes dents permanentes qui se forment dans la gencive viennent pour prendre leurs places, elles ne trouvent plus un espace suffisant. Alors, une ou plusieurs de ces dents se rangent mal, les unes sur les autres.

Il est des plus important de *conserver vos molaires de lait pour que vos dents de six ans soient à leurs places exactes.*

Les molaires de six ans sont les premières dents permanentes (seconde dentition) qui percent les gencives. Leur place exacte est juste derrière vos molaires de lait.

Si vous perdez vos molaires de lait trop tôt, la dent de six ans poussera plus en avant dans l'espace laissé par vos dents de lait.

Cela fera dévier vos autres dents permanentes quand elles pousseront à leur tour.

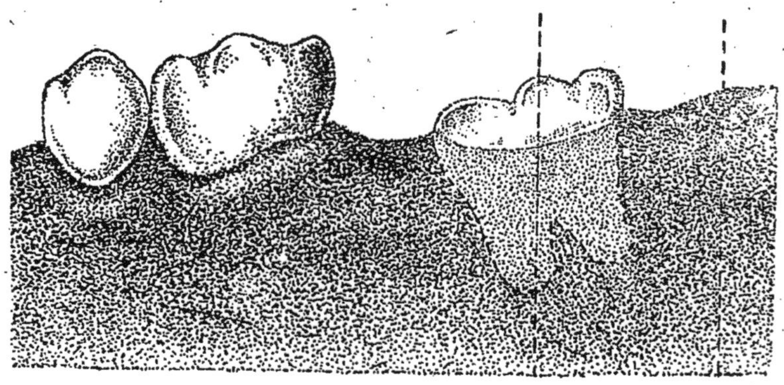

Figure 28

La figure 28 montre une canine et une première molaire de lait inférieures placées régulièrement. Elle montre aussi l'espace laissé par la chute de la deuxième molaire de lait.

La molaire de six ans commence à pousser.

Voyez comme la molaire de six ans pousse en avant dans l'espace laissé par la disparition de la molaire de lait, au lieu de venir tout droit à sa place normale entre les deux lignes pointillées.

Maintenant, il ne reste plus assez d'espace pour les autres dents qui doivent venir en avant de cette dent de six ans.

La figure 29 montre un résultat de la perte de la molaire de lait.

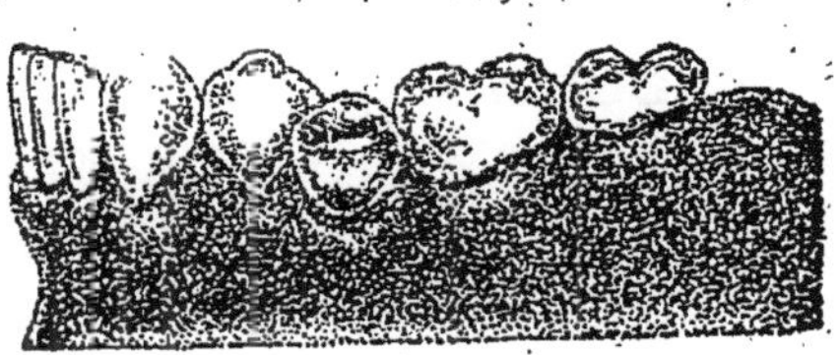

Figure 29

La deuxième prémolaire n'ayant pas assez de place, a évolué en dehors de son propre emplacement.

La figure 30 montre un autre résultat de la perte d'une molaire de lait.

Les prémolaires ont été poussées en avant par la dent de six ans dans l'espace où devrait pousser la canine.

Il n'est plus resté de place pour la canine et elle a été forcée de pousser en dehors de la ligne normale.

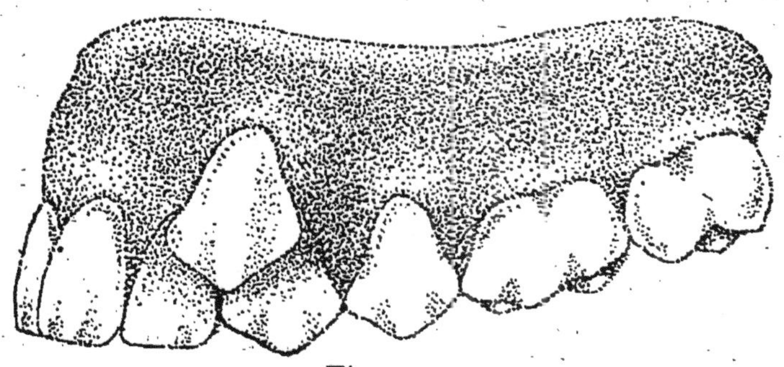

Figure 30

Quelquefois, une ou plusieurs dents de lait restent dans la bouche plus longtemps qu'il ne faudrait.

Si les dents de lait sont conservées trop longtemps dans la bouche, elles peuvent empêcher les dents de la seconde dentition de pousser à leurs places normales.

VOYEZ LE DENTISTE TOUS LES TROIS MOIS ET PRENEZ GRAND SOIN DE VOS DENTS DE LAIT.

COMMENT ET POURQUOI VOUS PERDEZ VOS DENTS DE LAIT

Quand vous avez plus de trois ans, toutes vos dents de lait sont complètement formées et visibles dans votre bouche.

Sous vos dents de lait d'autres dents se forment.

Ces autres dents sont appelées *dents permanentes* ou *de la seconde dentition*.

Ce sont les dents dont vous vous servirez quand vous grandirez.

En grandissant, vos mâchoires grandissent et ces deuxièmes dents sont plus grandes que les premières. Bientôt, elles commenceront leur voyage pour prendre les places laissées par vos dents de lait qui sont parties après avoir fait leur travail.

A mesure que vos dents permanentes grossissent, vos dents de lait doivent leur céder la place, aussi les racines de vos dents de lait commencent à se dissoudre comme un morceau de glace fond dans l'eau.

Quand toutes les racines sont disparues, les dents de lait commencent à remuer. Puis, elles sont bientôt poussées hors des gencives par les dents permanentes. Celles-ci percent la gencive et prennent la place des dents de lait.

Faites attention que vos dents de lait soient à leurs places.

Ce sont elles qui guident les dents permanentes.

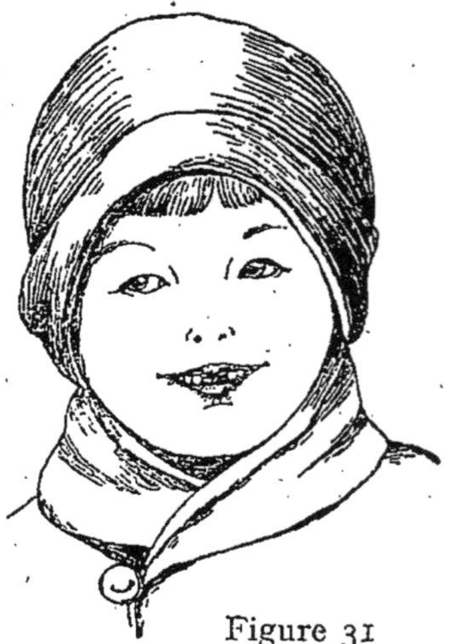

Figure 31

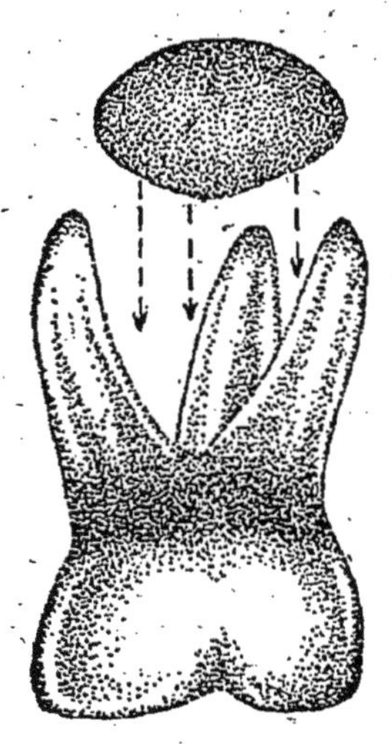
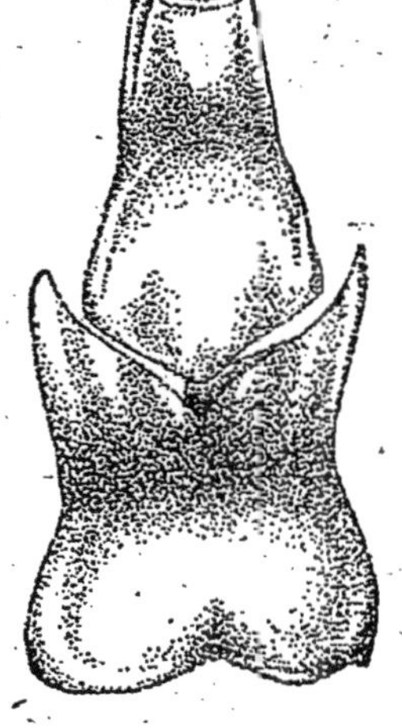
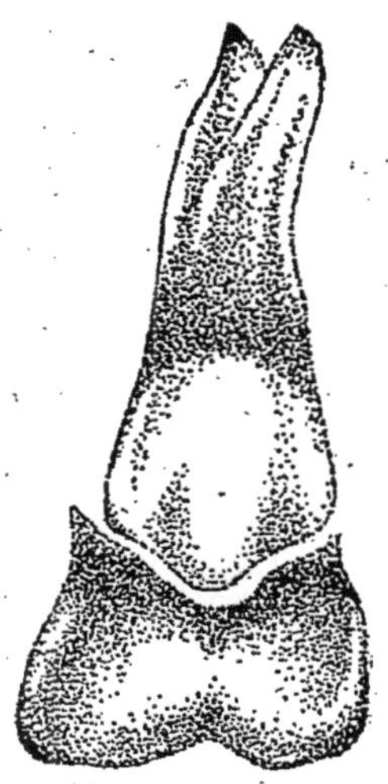

Figure 32   Figure 33   Figure 34

La figure 32 montre une dent de lait de la mâchoire
supérieure et une dent permanente, la seconde prémolaire, poussant dans la gencive au-dessus de la première.

La figure 33 montre la dent permanente en partie
constituée ; comme elle devient plus grosse, elle des-
cend dans les racines de la dent de lait en les détruisant.

La figure 34 montre la dent permanente complètement formée, prête à percer la gencive ; au-dessous, il
ne reste que la couronne de la dent de lait.

Quand ses racines sont « fondues » la dent de lait
est prête à tomber.

A la mâchoire inférieure, la même chose se produit,
mais alors la dent de lait est poussée *de bas en haut*
au lieu *de haut en bas*.

Prenez grand soin de vos dents de lait. Rappelez-
vous que chacune d'elles sert de guide à une dent permanente.

VOS DENTS DE SIX ANS

Quand vous avez à peu près six ans, faites attention à vos *premières molaires permanentes*.

Ce sont les premières dents de la seconde dentition.

On les appelle *molaires de six ans*.

De chaque côté de votre bouche, vous les trouverez *juste après votre dernière molaire de lait* aux mâchoires inférieure et supérieure.

Conservez les couronnes de vos dents de six ans parfaitement propres aussitôt qu'elles sont apparues.

Elles se carient plus facilement que n'importe laquelle de vos autres dents.

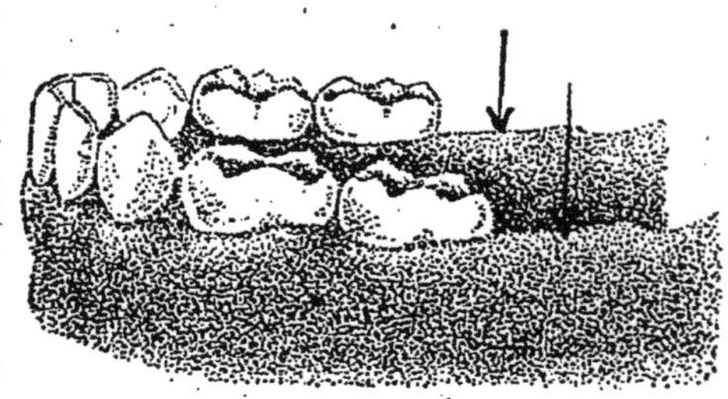

Figure 35

Elles ont de profonds sillons sur leurs faces masticatoires qui peuvent conserver des particules alimentaires.

Ces particules causeront la carie de la dent si vous ne les enlevez pas en brossant.

Entre six et dix ans, quand les dents de lait tombent et que les dents permanentes poussent, *ces molaires de six ans font à elles seules presque tout le travail de mastication.*

Veillez sur vos dents de six ans et tenez-les propres.

On les prend souvent pour des dents de lait et on les abandonne à la carie.

Les dents de six ans sont les dents *les plus grosses* et *les plus importantes* de votre seconde dentition.

A l'extrémité des rails de chemin de fer, il y a souvent ce qu'on appelle un « butoir ».

Le butoir empêche les wagons de sortir de la voie.

Vos dents de six ans agissent comme des butoirs pour vos autres dents permanentes !

Elles font que les autres dents restent sur les rails et viennent à leurs places exactes.

Vos dents viendront en dehors de l'alignement si vous perdez vos dents de six ans avant que toutes les dents permanentes soient à leurs places régulières !

Cette éruption des dents en dehors de leurs emplacements normaux changera la forme de votre visage.

De plus, en mordant, vos dents ne se rencontreront pas exactement et cela vous rendra plus difficile la mastication de vos aliments.

Faites bien attention de prendre soin de vos molaires de lait. TÂCHEZ DE LES GARDER JUSQU'A CE QUE VOS MOLAIRES DE SIX ANS SOIENT A LEURS PLACES EXACTES.

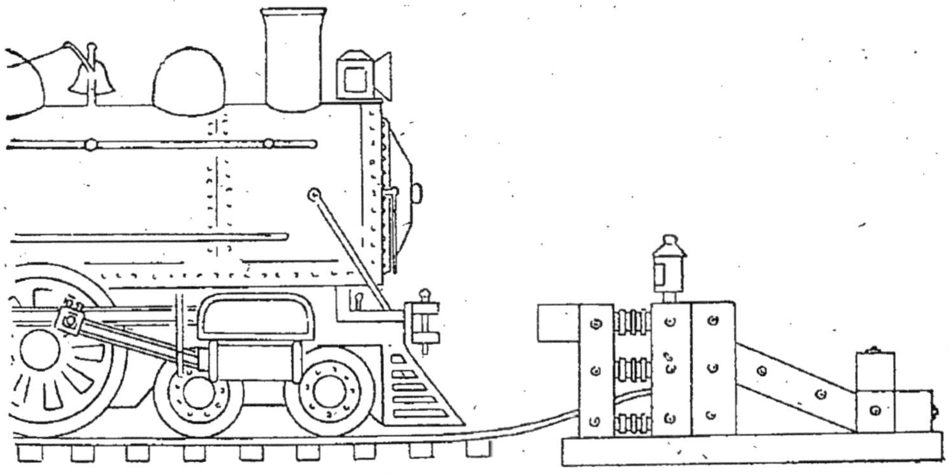

Figure 36

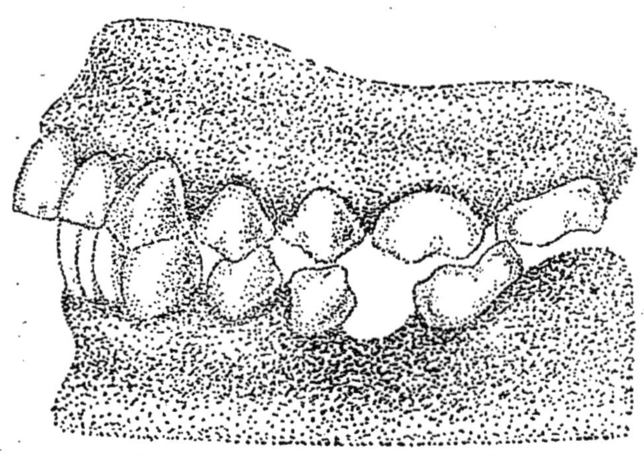

Figure 37

La figure 37 montre le résultat de la perte prématurée de la molaire de six ans.

Voyez comment la seconde molaire est penchée en avant et comment la seconde prémolaire est penchée en arrière, elles rempliront bientôt l'espace laissé libre par la disparition de la molaire de six ans.

Cela fait que les dents de devant inférieures rentrent en dedans tandis que les dents de devant supérieures s'inclinent au dehors.

Remarquez que les dents du haut et celles du bas ne se rencontrent pas comme elles devraient le faire.

Donc, il est difficile de mâcher convenablement.

La figure 38 montre une vue de côté des dents de devant supérieure et inférieure dans leur position normale et celle qu'elles prennent si les molaires de six ans sont perdues.

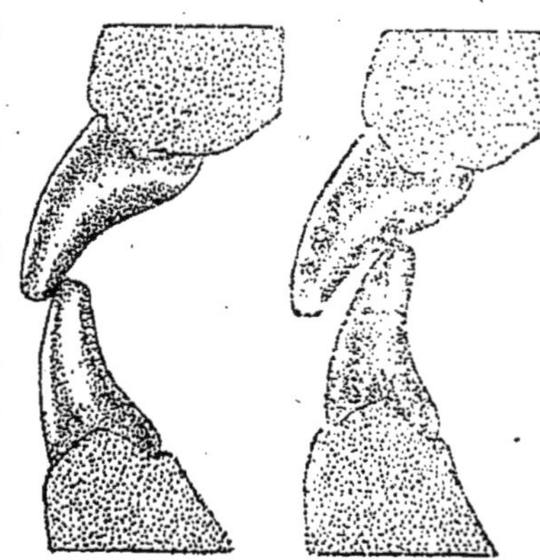

Figure 38

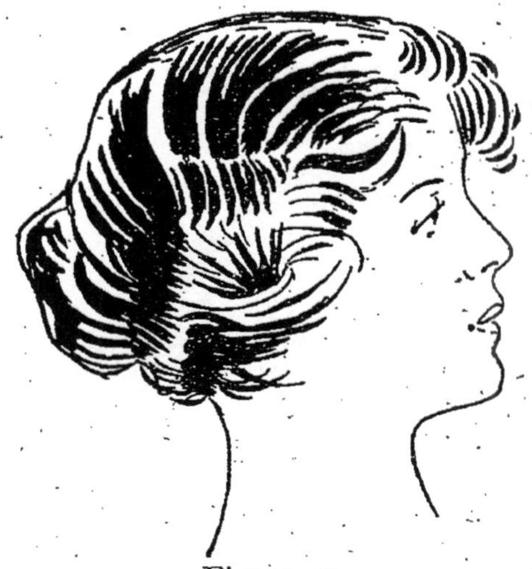

La figure 39 montre le profil d'une jeune demoiselle de dix-huit ans.

Ses molaires de six ans sont à leurs places normales. Ses lèvres se closent facilement et l'expression du visage est naturelle.

Figure 39

La figure 40 montre le résultat de la perte prématurée des molaires de six ans inférieures.

Remarquez la différence dans la partie inférieure du visage.

Cela produit une proéminence de la lèvre supérieure et un changement dans l'expression du visage.

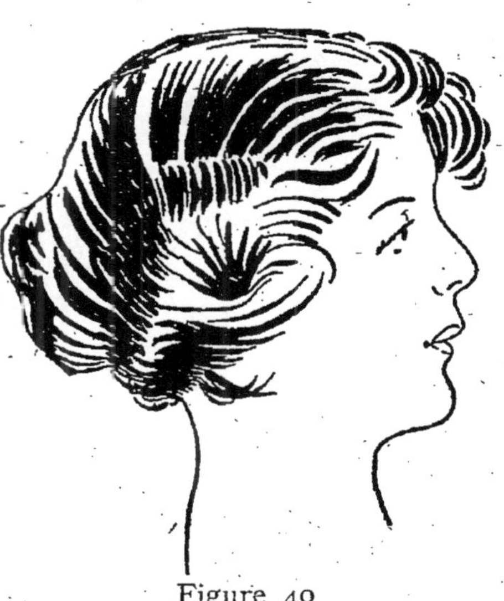

Figure 40

Les molaires de six ans ne doivent jamais être enlevées s'il est possible de les sauver.

PRENEZ GRAND SOIN DE VOS MOLAIRES DE SIX ANS, OU VOS DENTS POUSSERONT DE TRAVERS.

VOS DEUXIÈMES DENTS
OU
DENTS PERMANENTES

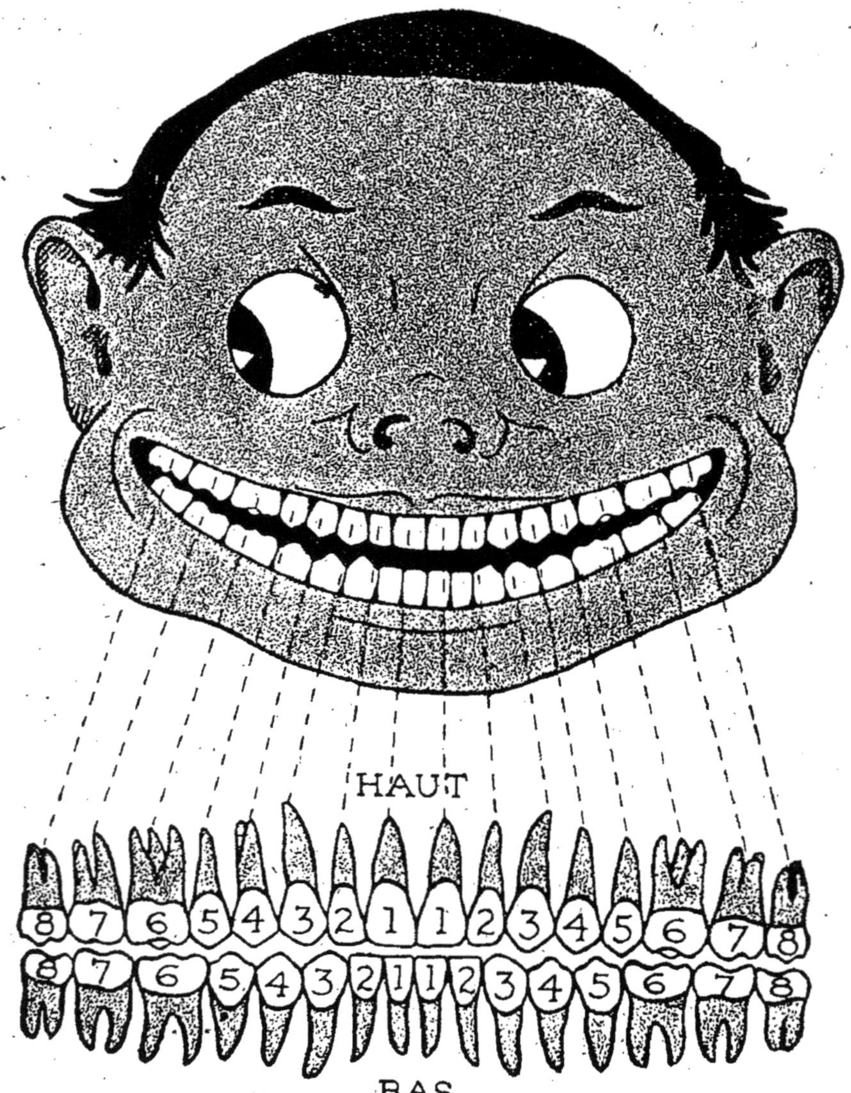

Figure 41

LEURS NOMS, LEURS EMPLACEMENTS DANS VOTRE BOUCHE, ET QUAND ELLES APPARAISSENT.

1. Incisives centrales.
2. Incisives latérales.
3. Canines.
4. Premières prémolaires.
5. Secondes prémolaires.
6. Premières molaires.
7. Secondes molaires.
8. Troisièmes molaires.

Les secondes dents ou dents permanentes sont au nombre de trente-deux, seize à la mâchoire supérieure, seize à la mâchoire inférieure.

Les quatre premières molaires apparaissent entre 5 et 6 ans.

Les deux incisives centrales inférieures entre 6 et 7 ans.

Les deux incisives centrales supérieures entre 7 et 8 ans.

Les quatre incisives latérales entre 7 et 9 ans.

Les quatre premières prémolaires entre 9 et 10 ans.

Les quatre secondes prémolaires entre 10 et 12 ans.

Les quatre canines entre 11 et 13 ans.

Les quatre secondes molaires entre 12 et 14 ans.

Les quatre troisièmes molaires entre 17 et 21 ans.

Les dents inférieures apparaissent généralement quelques mois avant leurs correspondantes supérieures.

VOS DENTS DE SAGESSE

Quelque jour, mais après vos seize ans, vous verrez vos troisièmes molaires percer vos gencives.

Ces dents sont appelées communément *dents de sagesse*.

Elles viennent après que toutes vos autres dents sont poussées.

Elles sont placées tout au fond de votre bouche, derrière vos secondes molaires.

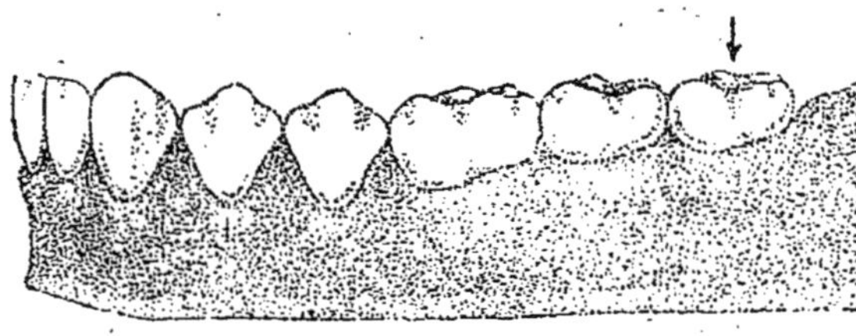

Figure 42

La figure 42 montre une dent de sagesse en position correcte.

Quelquefois, elles n'ont pas une place suffisante pour se loger et demandent un traitement spécial du dentiste.

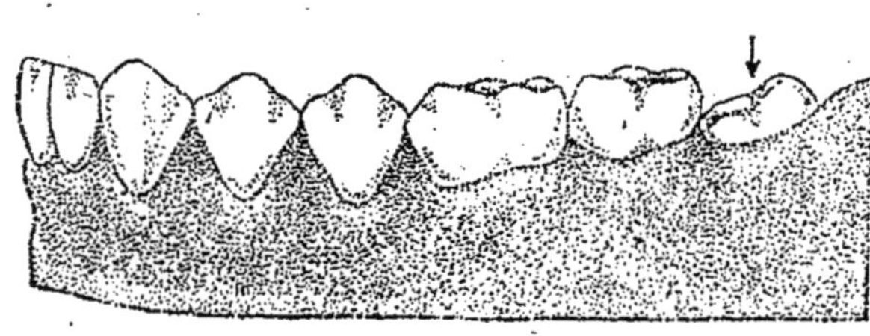

Figure 43

La figure 43 montre une dent de sagesse qui n'avait pas assez de place pour pousser comme elle devait.

Voyez comme elle est penchée en avant et est maintenue dans cette position par la seconde molaire.

Très souvent ces dents de sagesse font mal, abîment les gencives et doivent être enlevées.

Quand les dents de sagesse viennent à leurs places normales elles valent bien la peine d'être soignées et conservées. Etant si loin, au fond de la bouche, elles sont difficiles à nettoyer ; IL FAUT REDOUBLER D'ATTENTION A LEUR ÉGARD.

Quelquefois, des espaces sont formés entre les dents, quand les dents sont trop petites ou les mâchoires par trop grandes, ou quand une ou plusieurs dents ont été perdues.

Quand les dents de sagesse viennent, elles poussent ces dents séparées l'une contre l'autre.

Cela empêche les débris d'aliments de s'amasser entre elles.

Si ces débris s'accumulent entre les dents et ne sont pas enlevés, ils améneront la carie de ces dents.

Quelquefois, quand la seconde molaire a été détruite, la dent de sagesse s'avance et prend sa place, et fournit un bon travail pendant des années.

Vous voyez que ces dents sont intéressantes.

SOYEZ PRUDENTS ET NETTOYEZ BIEN VOS DENTS DE SAGESSE !

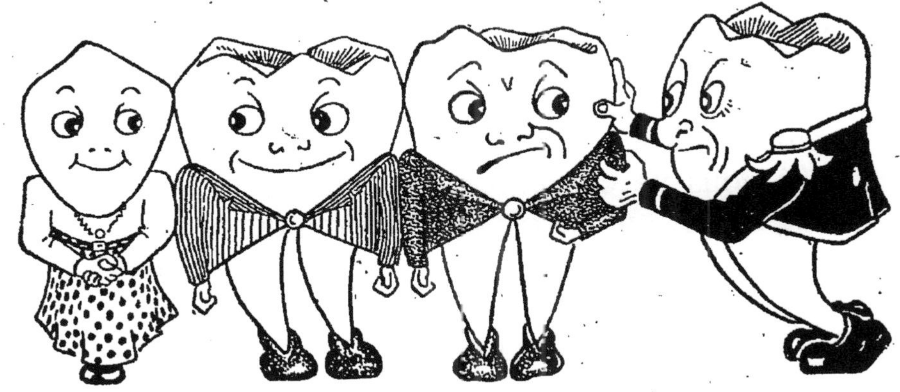

Figure 44

POURQUOI VOUS DEVREZ TENIR VOTRE BOUCHE ET VOS DENTS PROPRES

Aimez-vous manger des aliments propres ?

Aimez-vous manger dans des assiettes propres ?

Oui, certainement.

Alors comprenez que vous devez mettre ces aliments propres dans une bouche propre.

Vous ne voudriez pas manger quelque chose que vous sauriez sale.

Mais *vos aliments deviennent sales à la minute où vous les mettez dans une bouche qui n'est pas nettoyée.*

Vos dents coupent et broient vos aliments pour en faire une masse pâteuse.

Cette masse est imprégnée par la salive.

Si vos dents ne sont pas propres, si vos dents ont des trous de carie, dans lesquels se logeront des aliments putréfiés, ou si quelques-unes de vos dents sont malades, *votre salive sera remplie de microbes.*

Alors les aliments mélangés à cette salive contaminée descendent dans votre estomac.

Les microbes des dents et les poisons qu'ils produisent entrent dans le sang et se répandent dans tout le corps.

C'est comme cela que de nombreuses maladies prennent naissance.

Si vous ne conservez pas votre bouche en parfait état, ou si vous ne brossez pas vos dents après chaque repas et avant de vous coucher, *les aliments que vous avalerez seront salis.*

Aimez-vous sentir une haleine fétide ?

Naturellement, non.

Alors veillez à ce qu'aucune mauvaise odeur ne vienne de votre bouche.

En tenant votre bouche et vos dents propres :

1. Vous conservez vos dents de lait qui protègent les dents permanentes se formant au-dessous d'elles.

2. Vous conservez la forme naturelle de votre visage.

3. Vous conservez votre santé.

4. Vous aurez de fortes et saines dents permanentes et vous serez à l'abri du mal de dents.

Rappelez-vous que vos dents, en broyant vos aliments, vous aident à vous nourrir et qu'ainsi il est pour vous possible de vivre.

Brossez vos dents après chaque repas et le soir avant de vous coucher.

« LA PROPRETÉ CRÉE LA FIERTÉ ! » (1)

AIDEZ A RENDRE LE MONDE PLUS AGRÉABLE A HABITER EN TENANT PROPRES VOTRE BOUCHE ET VOS DENTS.

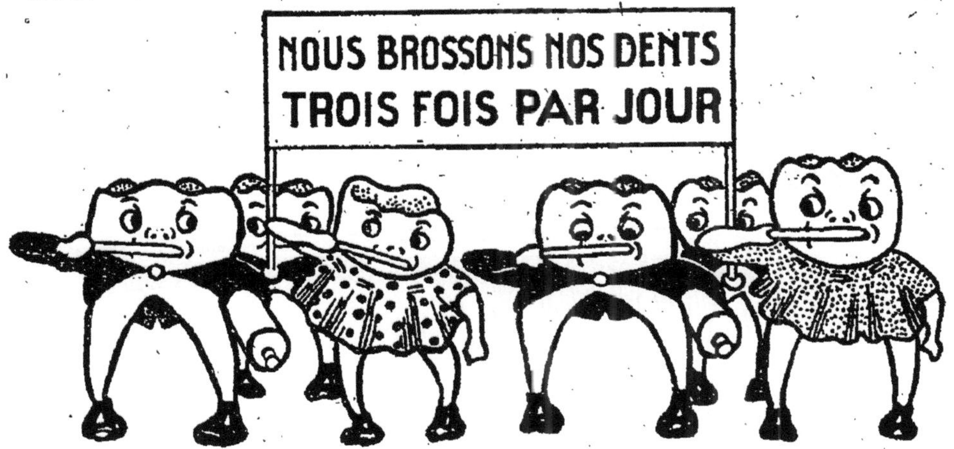

Figure 45

(1) Dans l'impossibilité de traduire le proverbe anglais : « Cleanliness is next to Godliness », nous avons pris la liberté de le remplacer par le bel axiome de Pierre Hamp : « La Propreté crée la Fierté ».

LA BONNE MANIÈRE DE BROSSER VOS DENTS

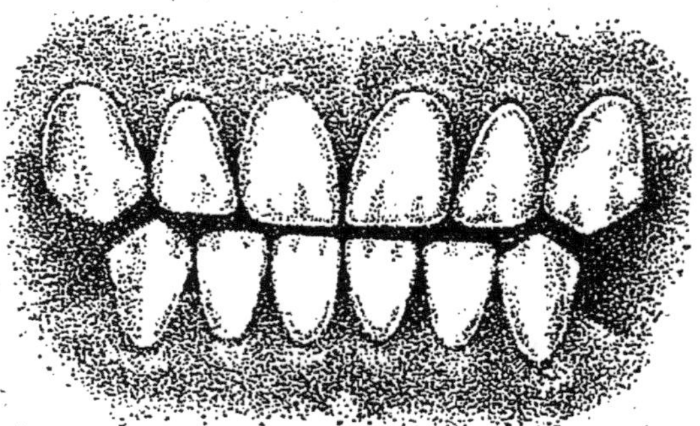

Figure 46

Il y a des espaces entre vos dents qui doivent être nettoyés.

Servez-vous d'une brosse qui ait des touffes de soie coupées en pointe comme une scie.

Servez-vous d'une brosse de taille moyenne, avec des soies rudes.

Il vaut mieux avoir deux brosses si possible.

En se servant d'une brosse un jour, et de l'autre le jour suivant, vous ferez durer vos brosses plus longtemps et vous ferez avec elles un meilleur travail.

(Parce que, dans l'intervalle, les brosses auront le temps de bien sécher).

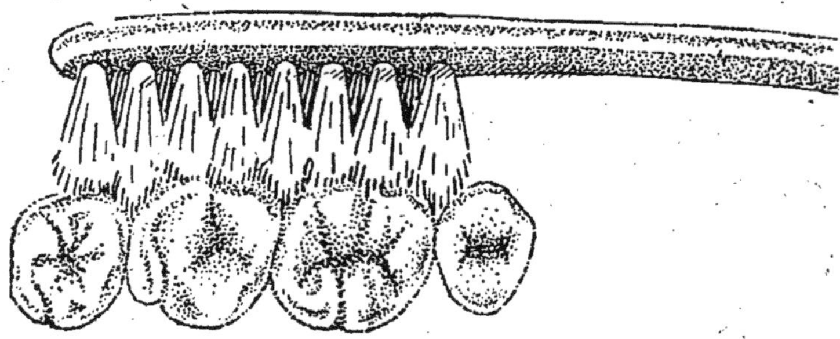

Figure 47. — La meilleure sorte de brosse à dents. Elle passe dans les espaces entre les dents

Prenez soin de votre dentifrice !

Ne vous servez pas de votre boite a poudre dentifrice comme d'une salière.

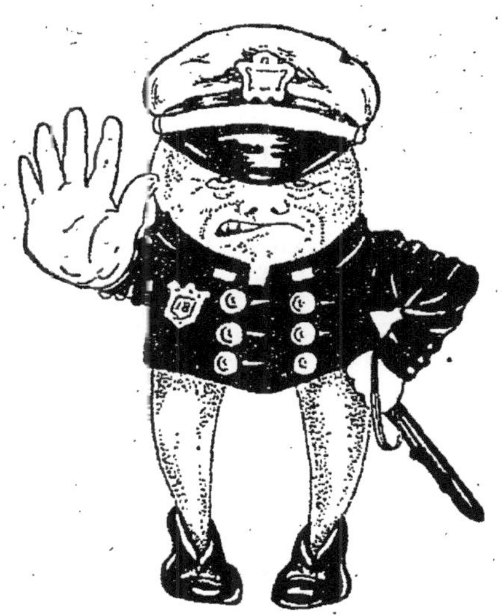
Figure 48

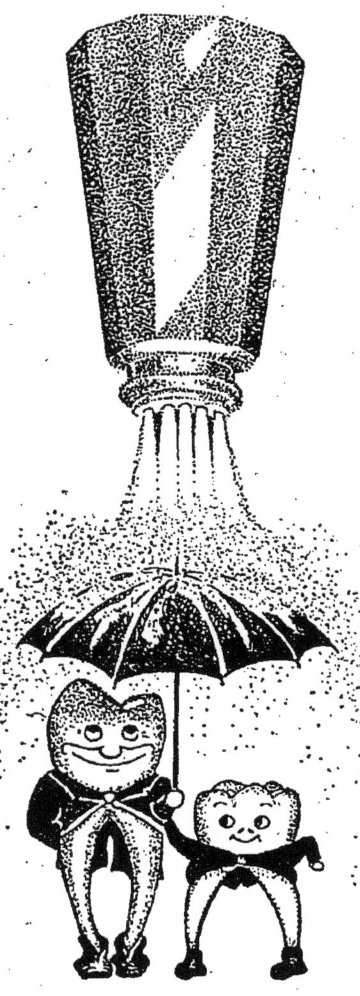
Figure 49

Faites bien attention de mettre la poudre sur la brosse même !

Vous pouvez aussi vous servir d'un peu de pâte dentifrice si vous préférez, mais vous devez vous rappeler que la chose la plus importante c'est le brossage lui-même.

Si vous n'avez pas de pâte, ni de poudre, mettez quelques grains de sel dans un demi-verre d'eau et brossez vos dents avec cette eau salée.

Lisez attentivement cette page et les pages qui sui-
vent et regardez bien les figures.

Vous saurez alors brosser vos dents de la bonne
manière.

Regardez d'abord la figure 50.

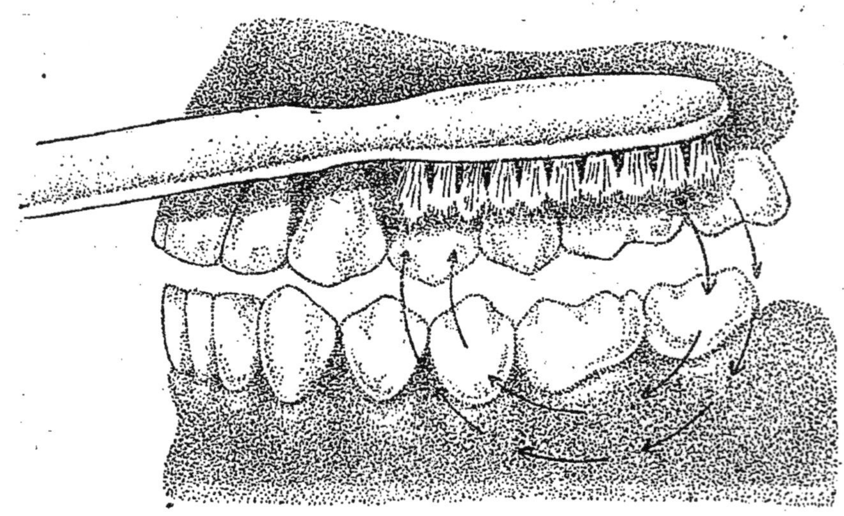

Figure 50

Placez votre brosse entre votre joue et la gencive
du côté gauche de votre bouche.

Poussez-la *bien au fond* de votre bouche avec les
soies bien appliquées sur la gencive au-dessus de vos
dents comme vous voyez sur la figure 50.

Maintenant serrez un peu les dents.

La brosse portant bien sur les gencives, comme vous
voyez sur le dessin, *poussez-la en arrière et en bas
jusque sur les gencives inférieures, puis en avant et en
haut jusqu'aux gencives supérieures, lui faisant ainsi
décrire un cercle complet.*

Répétez ce mouvement plusieurs fois et, tout en tournant, avancez jusqu'aux dents du devant.

Retirez alors votre brosse et placez-la du côté droit de votre bouche et répétez la même opération de ce côté.

Cela *nettoie les faces externes (du côté des joues) de vos dents et les espaces qui les séparent.*

Maintenant, *brossez les faces internes (du côté du palais) de vos dents supérieures.*

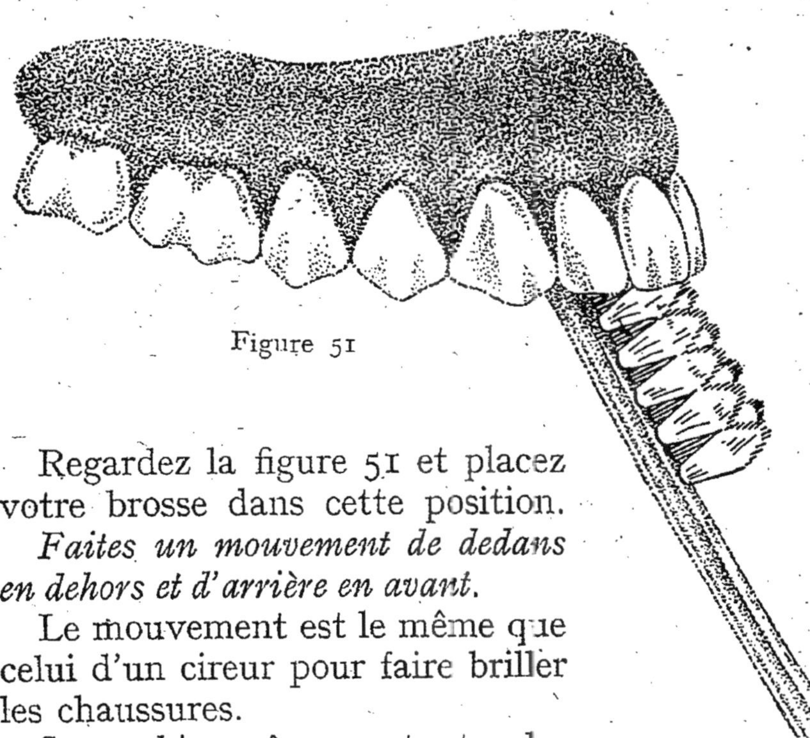

Figure 51

Regardez la figure 51 et placez votre brosse dans cette position.

Faites un mouvement de dedans en dehors et d'arrière en avant.

Le mouvement est le même que celui d'un cireur pour faire briller les chaussures.

Soyez bien sûr que toutes les faces intérieures des dents du fond sont brossées. Vos dents ne seront pas complètement nettoyées si vous ne brossez pas toutes les faces de chaque dent.

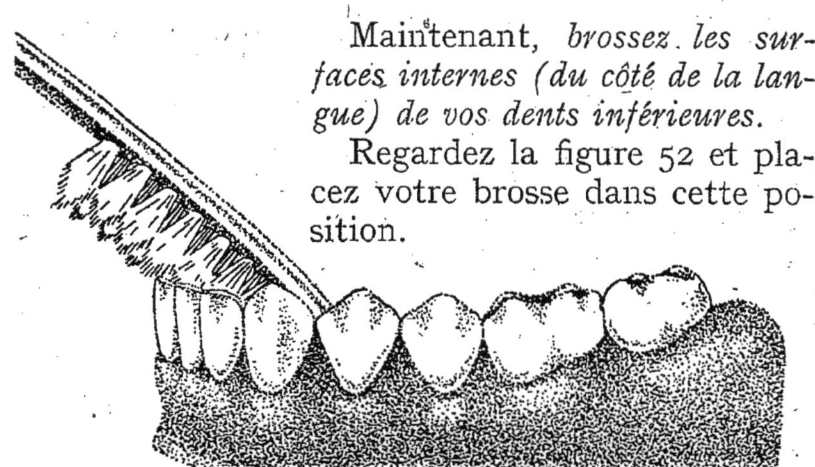

Maintenant, *brossez. les surfaces internes (du côté de la langue) de vos dents inférieures.*

Regardez la figure 52 et placez votre brosse dans cette position.

Figure 52

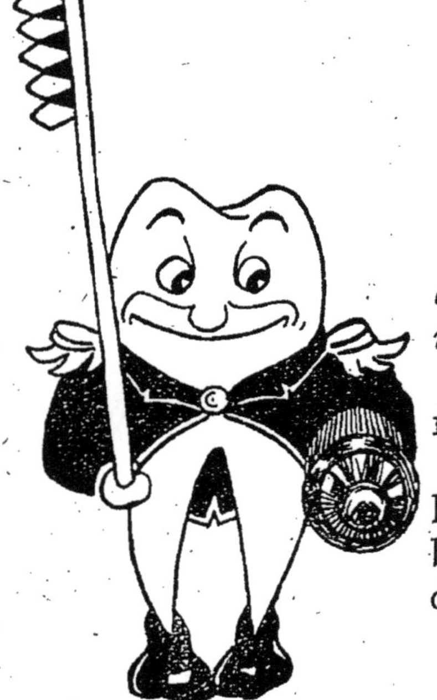

Répétez le mouvement. de dedans en dehors sur les dents inférieures.

Brossez aussi loin en arrière que vous le pouvez.

Apprenez à placer votre langue de façon à pouvoir bien brosser les faces internes des grosses dents du fond.

Figure 53

Maintenant *brossez les faces triturantes de vos dents du haut.*

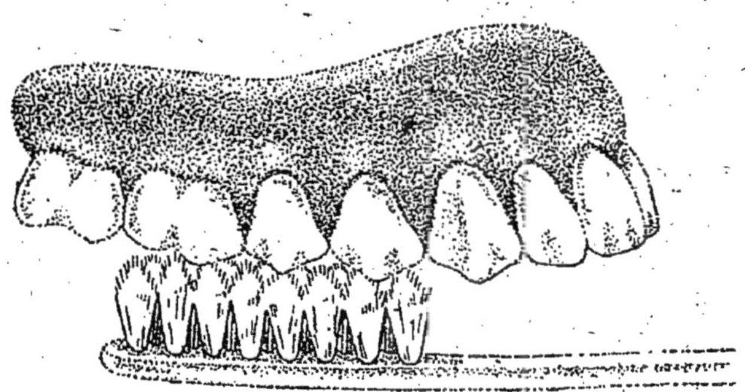

Figure 54

Regardez le dessin ci-dessus (figure 54) et placez votre brosse dans la position indiquée.

Faites un mouvement de dedans en dehors. Cela nettoie les rainures et les creux.

Maintenant *brossez les faces triturantes de vos dents du bas.*

Regardez la figure 55 et placez votre brosse dans la même position.

Répétez le mouvement de dedans en dehors.

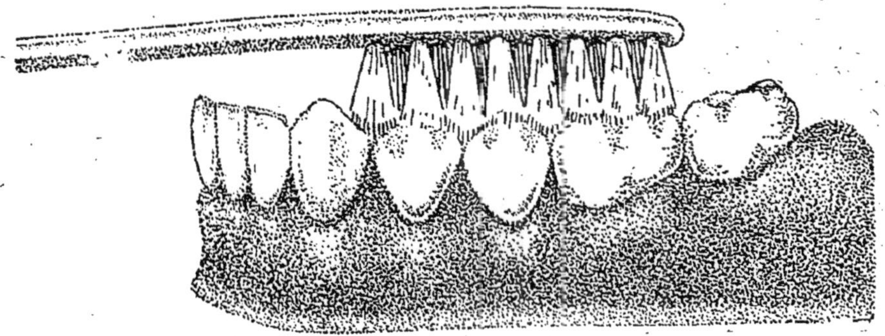

Figure 55

Brossez toujours vos dents pendant deux minutes, mais *deux vraies minutes contrôlées à la pendule.*

Après avoir brossé vos dents bien complètement, prenez un fil de soie dentaire cirée et passez-le très attentivement entre vos dents. Mais allez doucement et ne coupez pas la gencive.

Cette opération débarrassera les espaces interdentaires de tous les débris alimentaires qui s'y trouvent.

Vous pouvez aussi laver votre bouche avec le rince-bouche indiqué à la page 49.

Forcez le liquide à passer entre vos dents en gonflant, puis en resserrant vivement vos joues.

Lavez bien aussi votre brosse à dents et prenez pour elle les soins spéciaux indiqués page 46.

Rappelez-vous aussi que VOS DENTS NE PEUVENT ÊTRE PARFAITEMENT PROPRES SI VOUS NE FAITES PAS SOUVENT VÉRIFIER ET COMPLÉTER LEUR NETTOYAGE PAR UN DENTISTE.

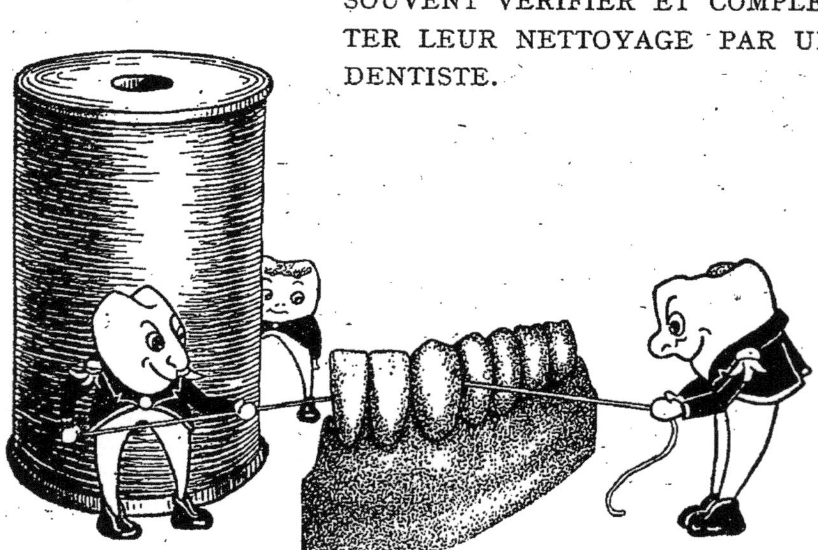

Figure 56

Le dentiste peut enlever quelques taches où la carie pourrait commencer et nettoyer des parties de vos dents que votre brosse aurait oubliées ou n'aurait pu atteindre.

Voici encore d'autres conseils :

N'appuyez pas brutalement sur votre brosse.

Ne maniez pas votre brosse à dents de droite et de gauche comme vous feriez d'un harmonica.

C'est une bonne méthode de commencer à brosser du côté gauche de votre bouche un matin et du côté droit le matin suivant. Vous comprenez que, quand vous avez déjà brossé quelques dents, il y a moins de poudre sur votre brosse qu'au début et si vous commencez toujours par les mêmes dents, ce sont toujours les mêmes qui auront le plus de poudre.

Si vos gencives saignent quand vous brossez vos dents, cela montre que le brossage n'a pas été bien fait.

Si vous vous servez de votre brosse très régulièrement plusieurs fois par jour, la petite hémorragie s'arrêtera et vos gencives deviendront très dures et d'une belle couleur rose : ce sont là les signes de leur santé.

Ne soyez pas effaré à l'idée de brosser vos dents quatre et même cinq fois par jour.

Vos DENTS NE SERONT JAMAIS TROP PROPRES.

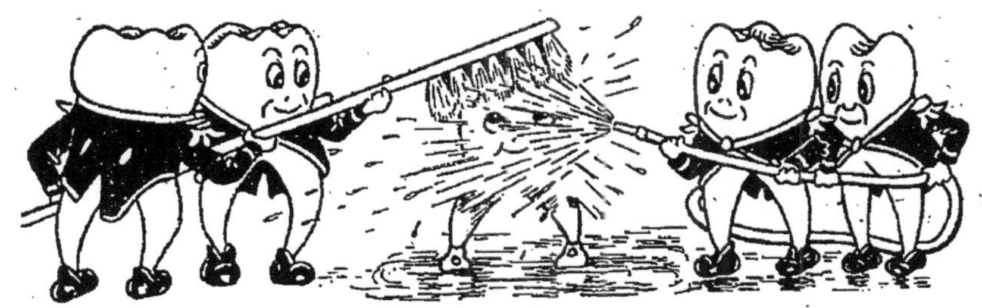

Figure 57

L'EXERCICE DE LA BROSSE A DENTS

Dans les écoles américaines, les enfants font l' « exercice de la brosse à dents ». C'est un « mouvement d'ensemble » comparable aux mouvements de gymnastique que vous pouvez faire à l'école.

L'auteur de cet « exercice de la brosse à dents » est le Dr A. Fones, qui est le chef du service dentaire des Ecoles de Bridgeport, service qui surveille et soigne les dents d'une population d'environ 15.000 écoliers.

Cette « leçon de brosse à dents », appliquée depuis longtemps dans les Ecoles de Bridgeport, est approuvée et reconnue comme leçon-type (« Standard » disent les Américains) pour les écoles publiques de la ville de New-York (*Note du traducteur*).

Deux ou trois élèves munis de brosses, de dentifrices et de verres d'eau, peuvent démontrer cet exercice devant la classe.

GARDE A VOUS ! (Tous alignés, coudes au corps, la brosse dans la main droite, le verre dans la main gauche).

1. ATTENTION.— *Trempez* ! (1).

2. FACES EXTERNES (Comme recommandé page 38).
Côté gauche — Commencez — Comptez de 1 à 16 — Trempez !
Côté droit. — Commencez — Comptez de 1 à 16 — Trempez !
Devant. — Commencez — Comptez de 1 à 16 — Trempez !

3. FACES INTERNES (Voyez page 39) :
Côté gauche en haut.—Commencez—Comptez de 1 à 16—Trempez!
Côté droit en haut.—Commencez—Comptez de 1 à 16—Trempez!
Devant en haut. — Commencez — Comptez de 1 à 16 — Trempez !
Côté gauche en bas. — (Voyez page 40) — Comptez de 1 à 16 —
*   Trempez.*
Côté droit en bas.—Commencez—Comptez de 1 à 16— Trempez!
Devant en bas. — Commencez — Comptez de 1 à 16 — Trempez !

4. FACES MASTICATRICES (Voyez page 41) :
Côté gauche en haut.—Commencez—Comptez de 1 à 16—Trempez!
Côté droit en haut.—Commencez—Comptez de 1 à 16—Trempez!
Côté gauche en bas.—Commencez—Comptez de 1 à 16—Trempez!
Côté droit en bas.—Commencez—Comptez de 1 à 16—Trempez!

(1) Nous ne recommandons pas de tremper la brosse à dents plusieurs fois dans le même verre pendant le brossage des dents, mais c'est à peu près la seule façon de pratiquer dans nos Ecoles actuellement. A la maison, on se servira naturellement de l'eau courante fournie par le robinet.

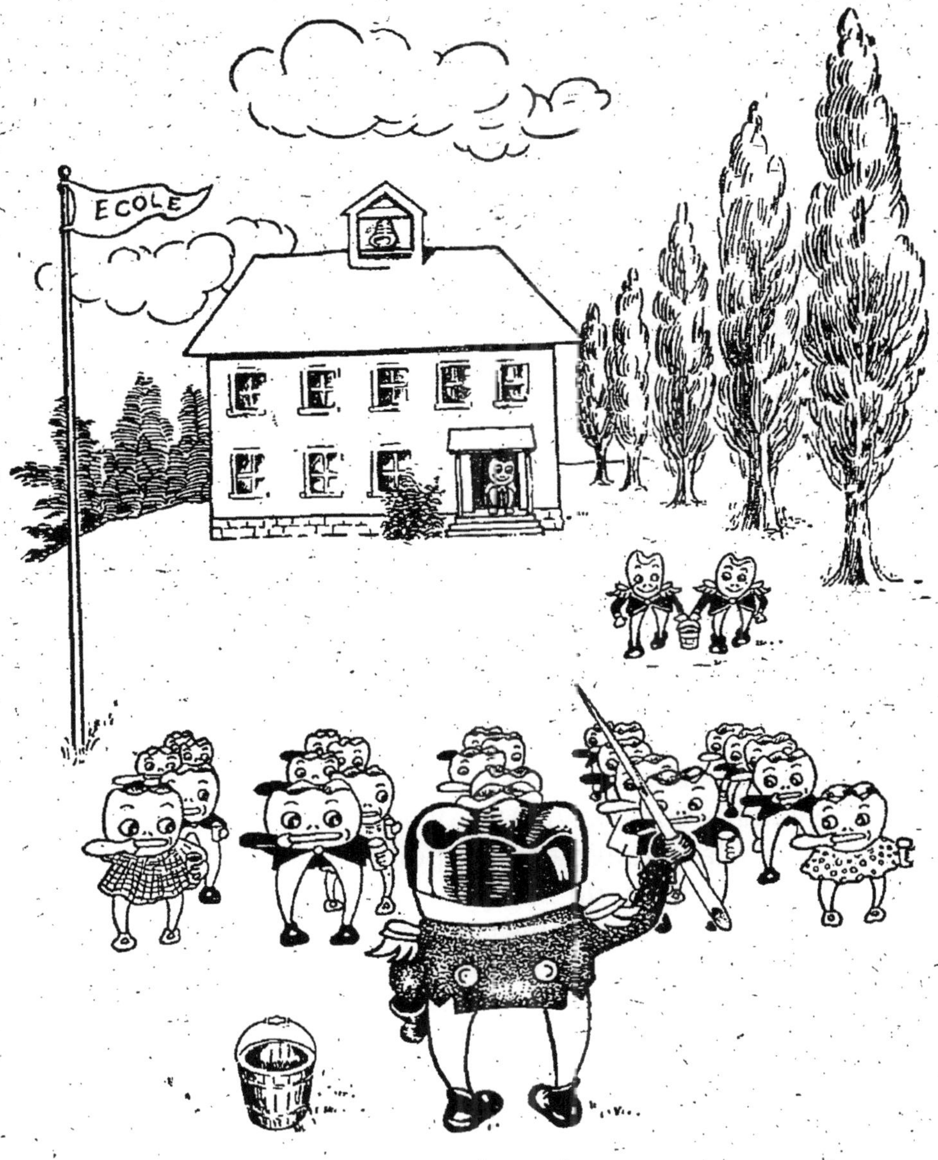

Figure 58

COMMENT PRENDRE SOIN DE VOTRE BROSSE A DENTS

Après avoir nettoyé vos dents, *la chose la plus importante est de conserver votre brosse à dents très propre.*

Car vous ne nettoierez pas bien vos dents avec une brosse sale.

Si vous n'accordez pas à votre brosse une attention soigneuse, elle sera sale !

Quand vous avez fini de vous servir de votre brosse, elle est semblable à une miniature de forêt toute peuplée de singulières petites choses que l'on appelle des *microbes.*

Voici une bonne façon de conserver votre brosse propre : Après vous en être servi, lavez bien votre brosse avec de l'eau tiède.

Ayez une petite salière à trous et saupoudrez les poils de la brosse de sel fin jusqu'à ce qu'ils soient bien recouverts (1). Suspendez votre brosse.

Le sel durcira rapidement et formera un revêtement sur la brosse.

Ce revêtement de sel protège la brosse de la poussière, éloigne les microbes et durcit les soies.

Avant de vous servir à nouveau de la brosse, enlevez le sel par un lavage et mettez la poudre dentifrice ou la pâte.

Le petit goût de sel que vous sentirez sera rafraîchissant et bon pour votre bouche.

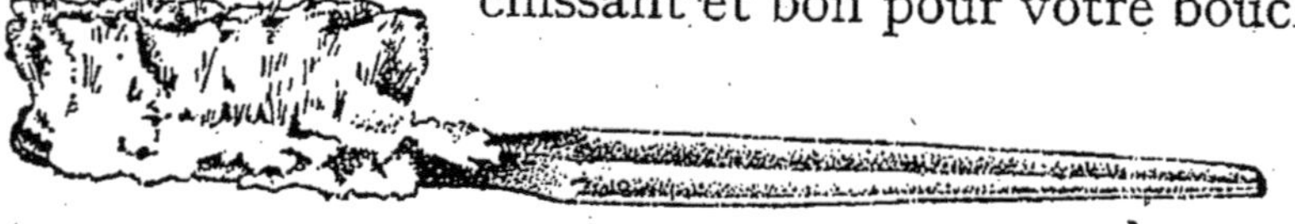

Figure 59

(1) L'usage du sel pour la conservation de la brosse à dents a été suggéré par le Dr Hugh W. Mac Millan.

Voici une autre manière de nettoyer votre brosse :

Lavez la brosse à l'eau chaude.

Répandez dessus un peu d'eau dentifrice.

Deux fois par semaine, laissez la brosse dans un verre, les soies recouvertes d'une solution de borax.

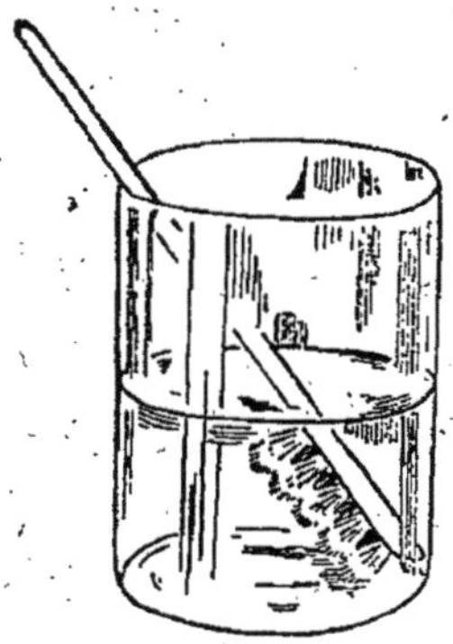

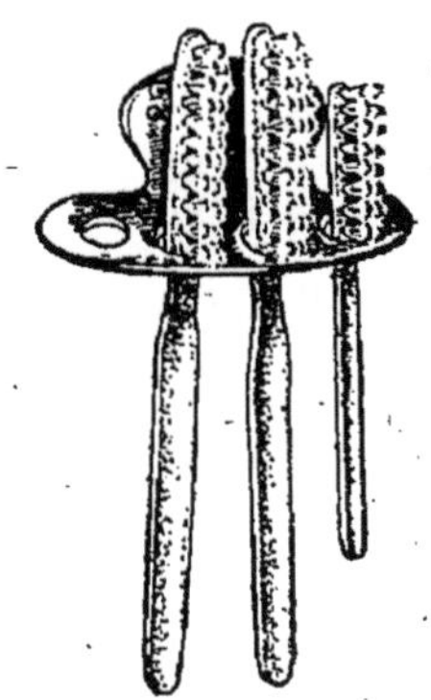

Figure 60

Cette solution est faite en mettant dans la moitié d'un verre d'eau une cuillerée à café de borax pulvérisé.

Laissez votre brosse dans cette solution depuis le moment où vous avez brossé vos dents après le petit déjeuner jusqu'au moment où vous revenez de l'école à midi.

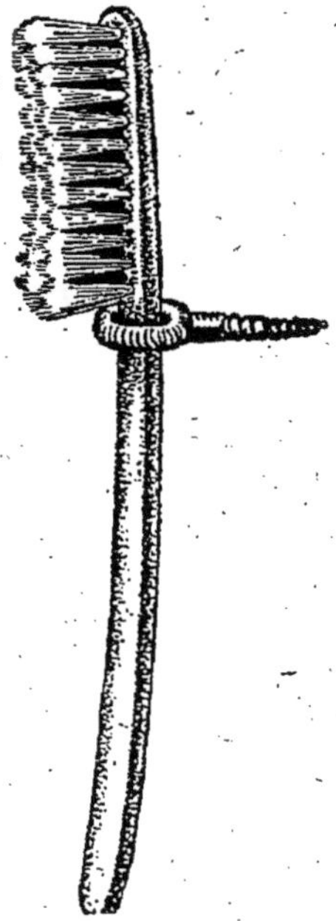

Faites-la sécher ; cette précaution vous permettra de conserver votre brosse agréable et propre.

N'accrochez pas votre brosse près d'autres brosses.

Un piton peut faire un bon support.

Ayez deux brosses si vous pouvez.

Rangez votre brosse à l'abri de la poussière.

Servez-vous toujours de la brosse plusieurs fois par jour.

Quand les soies de votre brosse commencent à tomber ou à se mêler, changez-la.

« UN BALAI NEUF BALAIE TOUJOURS BIEN ».

Figure 61

Figure 62

POUDRES, PATES ET EAUX DENTIFRICES

Quand vous brossez vos dents, c'est peut-être plus facile et sûrement plus agréable de vous servir d'une pâte ou d'une poudre parfumée, plutôt que d'eau pure.

Evidemment, les poudres dentifrices et les pâtes aident à polir vos dents, et vous pouvez en user ; mais rappelez-vous bien qu'elles ne sont pas indispensables ET QUE CE QUI EST LE PLUS IMPORTANT, C'EST LE BROSSAGE PAR LUI-MÊME.

Employez un peu d'eau salée si vous n'avez rien d'autre ; mais BROSSEZ-LES !

Ne brossez pas vos dents avec de la poudre de charbon ou avec une substance formée de grains durs.

Ne vous servez pas d'une poudre ou d'une pâte colorée ; une poudre ou une pâte blanche est préférable.

On vend tant de bons dentifrices dans les magasins, que cela ne vaut guère la peine d'en composer un soi-même.

Si cependant, vous désiriez en faire, voici une poudre très simple qui peut vous aider dans le nettoyage de vos dents.

Mélangez ensemble :

Carbonate de chaux précipité ..	125 grammes.
Racine d'iris pulvérisée	Une cuillerée à café
Savon médicinal	Une cuillerée à café

Mettez ce mélange dans une boîte, ajoutez-y vingt gouttes d'essence de menthe et secouez bien la boîte fermée pendant quelques minutes. Cela vous donnera de la poudre pour longtemps.

Il est bon, après avoir brossé vos dents, si vous ne passez pas le fil de soie entre vos dents (et même si vous l'avez passé) de bien vous rincer la bouche.

Le rinçage entraîne les particules alimentaires qui avaient résisté au brossage, et donne à votre bouche une sensation agréable de propreté.

Voici comment vous devez agir :

Prenez un peu de liquide dans la bouche.

Faites passer ce liquide entre vos dents, d'avant en arrière, à plusieurs reprises, par un mouvement des muscles de vos joues (les muscles dont vous vous servez quand vous soufflez dans une trompette).

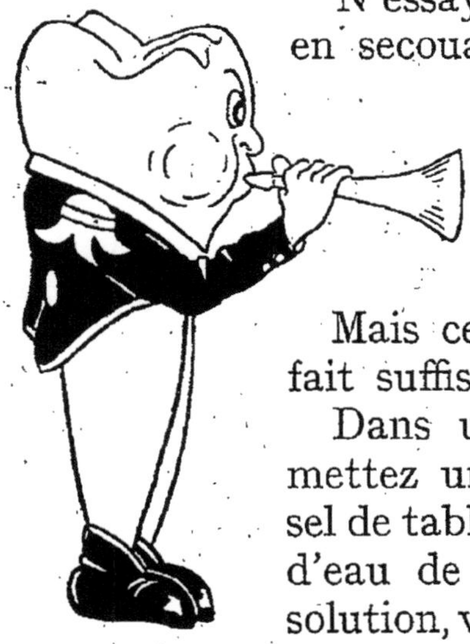

N'essayez pas de déplacer le liquide en secouant votre tête.

Recommencez avec trois ou quatre gorgées.

Vous pouvez acheter beaucoup de bonnes eaux dentifrices chez les marchands.

Mais celle-ci, très simple, est tout à fait suffisante :

Dans un demi-litre d'eau bouillie, mettez une petite cuillerée à café de sel de table, une grande cuillerée à soupe d'eau de chaux. Pour parfumer cette solution, vous pouvez mettre une cuillerée à café d'alcool de menthe.

Figure 63

Si vous êtes plus raffiné, ajoutez y :

3 gouttes d'essence de menthe, 2 gouttes d'essence d'anis, et enfin un petit comprimé de saccharine, si vous voulez masquer le goût du sel.

Servez vous des poudres, pâtes, eaux dentifrices si vous en avez ; mais si vous n'en avez pas, nettoyez vos dents avec de l'eau très légèrement salée.

LA CHOSE LA PLUS IMPORTANTE C'EST DE LES BROSSER !

COMMENT DRESSER LE PLAN DE VOTRE BOUCHE ET ÉVITER LES MAUX DE DENTS

Vos dents ont beaucoup plus de chance de se carier quand vous êtes petit que lorsque vous serez grand.

Pour cette raison, c'est pendant votre enfance qu'il faut les entourer des plus grands soins.

Conservez un état, un plan de votre bouche.

Tous les trois mois, portez ce livre chez le dentiste (1).

Il examinera vos dents, fera le petit travail qui pourra être nécessaire et le marquera sur le dessin ci-contre.

C'est le moyen de vous guérir de la peur du dentiste et de vous protéger des maux de dents.

Comprenez bien *que vous ne souffrirez pas pour faire nettoyer et soigner vos dents, si vous les montrez à temps.*

Il n'y a qu'une façon de faire, c'est d'aller fréquemment consulter le dentiste.

Les petits trous qui peuvent se former en un ou deux mois peuvent être bouchés très facilement.

Cela évitera des troubles plus graves.

Si vous brossez vos dents après chaque repas et surtout avant de vous coucher, et si le dentiste inspecte souvent votre mâchoire, il n'y aura que très peu de chose, sinon rien à faire à vos dents.

Votre visite au dentiste deviendra un plaisir et vous aurez toujours de bonnes dents.

« IL VAUT MIEUX PRÉVENIR QUE GUÉRIR ! »

(1) Si ce « Livre des Dents » ne vous appartient pas, copiez le dessin ci-contre (fig. 64), en plaçant dessus un papier transparent. Remettez votre copie au dentiste.

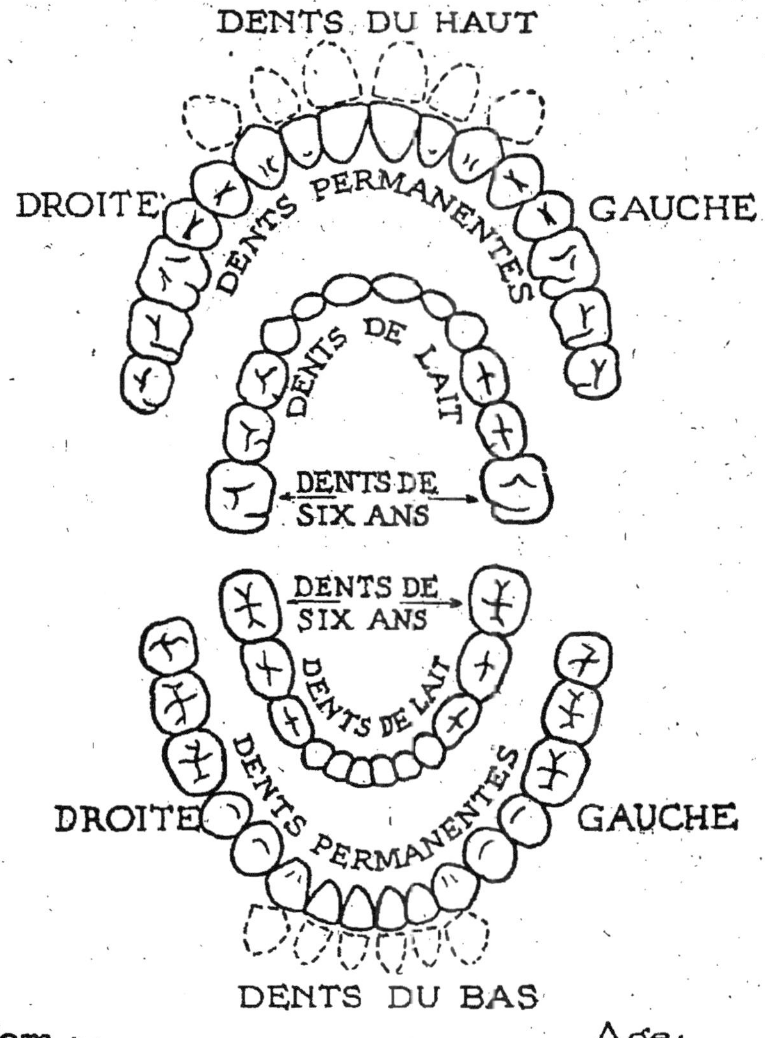

Nom : .... Age: ....

Adresse : .... Date: ....

Je promets de brosser mes dents trois fois par jour et d'aller chez le dentiste tous les trois mois. (SIGNÉ) ....

Figure 64

COMMENT UNE CAVITÉ SE FORME DANS UNE DENT

Rappelez-vous que le trou ou cavité ne se forme pas dans une bouche propre.

Si une cavité se forme dans une dent, vous pouvez être sûr qu'elle est causée par les débris d'aliments ou de sucreries que vous avez laissés séjourner entre vos dents après avoir mangé.

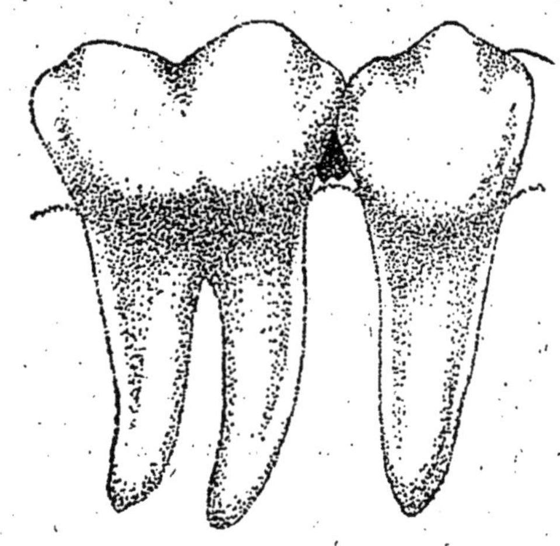

Figure 65

La figure 65 montre l'espace entre deux dents du fond, d'où une particule d'aliment n'a pas été enlevée par la brosse.

Après quelques heures cette particule sûrit et devient acide.

L'acide pénètre dans la dent entre les prismes de l'émail, formant un petit trou.

La salive dépose des microbes dans ce trou et la carie de la dent commence.

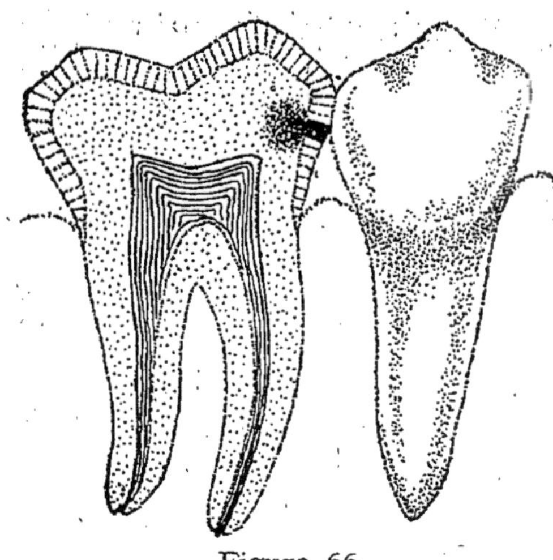

Figure 66

La figure 66 montre les microbes de la carie qui ont commencé à « travailler » dans la dent.

C'est le moment où le dentiste doit intervenir. Il nettoiera soigneusement le petit trou et le remplira d'une substance spéciale qu'on appelle communément «plombage ».

Si vous faites faire ce « plombage » immédiatement, ni la dent, ni l'opération ne vous feront souffrir.

Allez voir votre dentiste fréquemment afin qu'il puisse traiter en temps opportun ces débuts de carie et les guérir.

Un tout petit trou, pas plus gros que la pointe d'une épingle peut devenir bientôt une très grande cavité s'il n'est pas soigné en temps voulu.

La figure 67 montre la cavité qui s'est agrandie.

La dent commence maintenant à faire mal!

Une autre cavité commence à se former dans la dent voisine.

Elle est causée par les

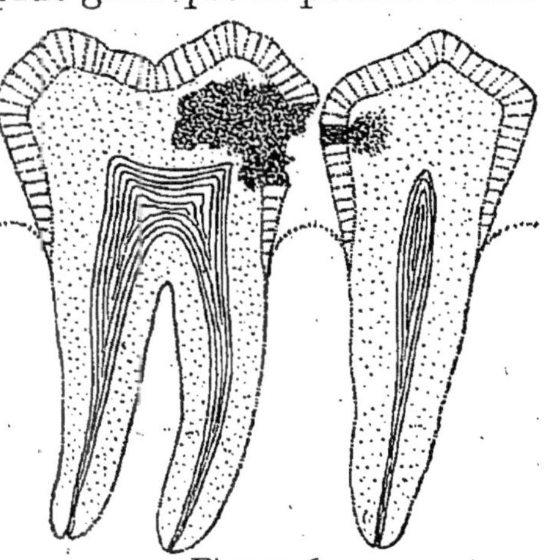

Figure 67

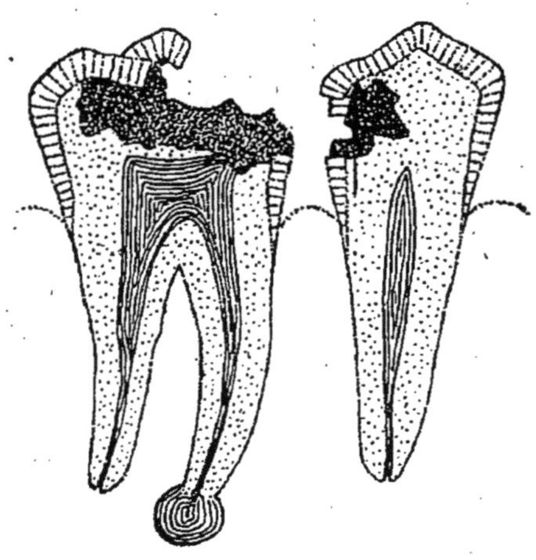

Figure 68

débris d'aliments et les microbes contenus dans la grande cavité.

Même à ce moment le dentiste peut encore guérir la dent.

Le nerf de la dent est encore vivant.

La figure 68 montre la conséquence de la négligence.

La dent n'a pas été soignée. La couronne s'est brisée.

Le petit trou est devenu une cavité énorme et affreuse. Cette cavité a des bords rugueux qui blessent la langue. Le nerf est probablement mort.

La dent ne fait plus mal, alors vous ne vous en inquiétez plus ; mais quelques jours après une petite grosseur se formera à l'extrémité d'une des racines.

Dans le nerf mort, les microbes du pus se développent. Quelquefois ces microbes s'étendent dans une racine et forment à l'extrémité une petite poche remplie de pus.

Cette petite poche de pus, c'est l'abcès dentaire qui fera enfler votre joue, causant une fluxion, et vous ressemblerez à ceci.

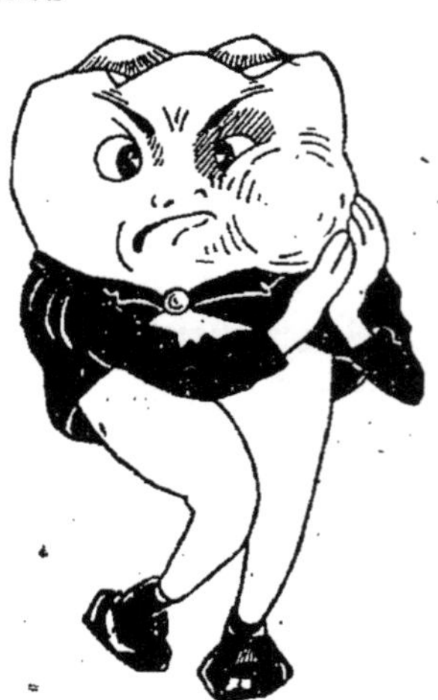

Figure 69

Et *votre dent doit être enlevée* !

Ne pensez-vous pas qu'il vaut mieux prendre soin de vos dents d'abord et éviter tous ces ennuis ?

« Un point fait a temps sauve un vêtement ».

Diable-de-Nerf dort bien tranquille

Dans sa maison close à tous vents

Lorsque, des esprits malfaisants

Surgit l'interminable file.

A grands coups sur les murs fragiles,

Ils frappent ; et Diable-de-Nerf

Affolé, tremblant, pâle, vert,

S'épuise en efforts inutiles.....

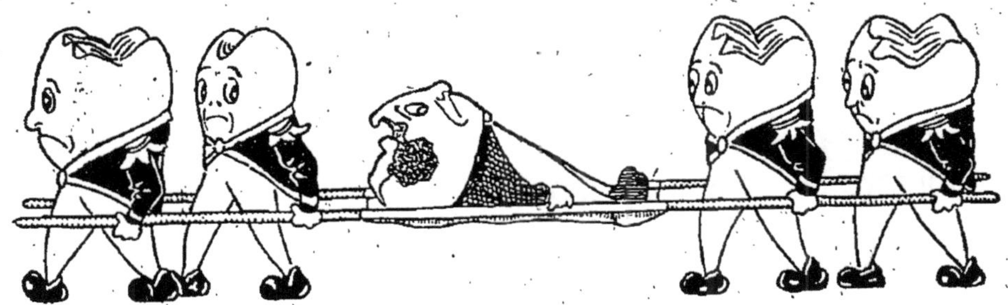

Figure 70

D'OU VIENT LA RAGE DE DENTS

Le nerf dans une dent ressemble à un diable dans une boîte.

Tant que le couvercle est fermé, le diable est tranquille et content ; mais si vous touchez si peu que ce soit, au couvercle de la boîte, *le diable bondit avec un grand bruit.*

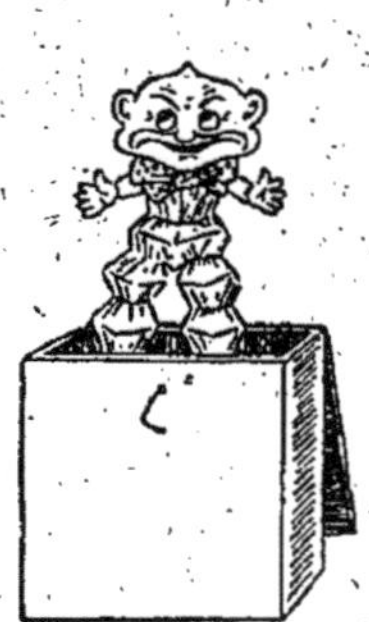

Figure 71

Dans le dessin de la page suivante, vous pouvez voir Monsieur Diable-de-Nerf dans sa dent-boîte.

Quelque chose ne va pas, car il ne semble pas très heureux.

Les esprits de la carie dentaire lui font des tours.

Regardez comme ils maltraitent le toit d'émail de sa maison.

D'autres esprits percent des trous et essaient de briser les murs de sa maison.

Cela permet à l'air froid d'entrer, ce qui lui fait mal.

Il a tellement l'habitude d'être bien renfermé à l'abri du froid et de la chaleur.

Il est bientôt très, très irrité.

Il se gonfle et se congestionne !

Il appuie et frappe sur les parois de sa maison pour mettre les esprits en fuite.

C'est ce qui produit la « rage de dents ».

Faites bien attention à Monsieur Diable-de-Nerf. Veillez à ce que les mauvais esprits de la carie ne détériorent pas sa maison et, VOUS N'AUREZ JAMAIS MAL AUX DENTS !

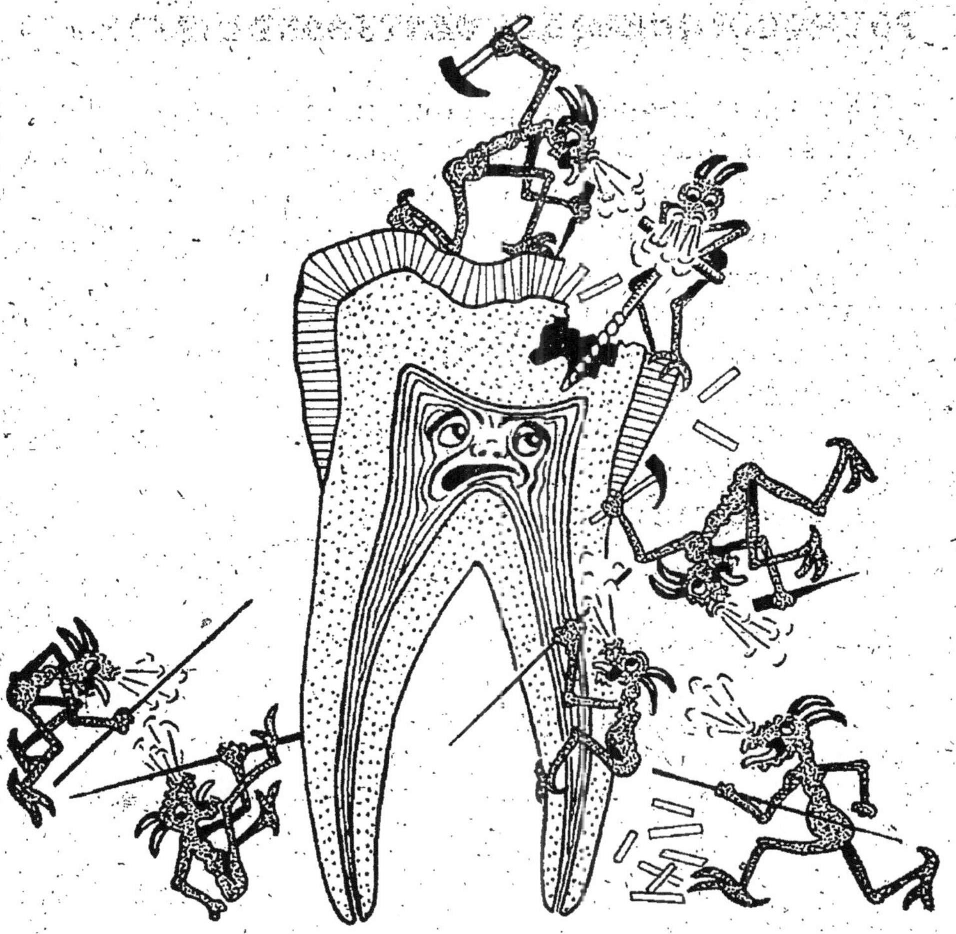

Figure 72

..... La maison de Diable-de-Nerf
C'est une de vos dents polies ;
Les esprits sont les bactéries.
Les entrepreneurs de caries,
Ceux par qui toute dent se perd.

Prenez la brosse et le savon
Et chassez-les de la maison !

POURQUOI QUELQUES DENTS SONT DIFFORMES

Il y a une bonne raison pour que vous alliez voir le dentiste même avant que toutes vos dents de lait soient en place. S'il vous voit trois ou quatre fois par an, il peut dire si votre bouche se développe, grandit normalement.

Que vos dents de lait viennent à temps et à leurs places exactes est tout aussi important que pour vos dents permanentes.

Vous avez vu page 21 pourquoi quelques dents « poussent de travers ».

Il y a encore d'autres raisons :

1. *Le suçage du pouce.*

Cette habitude déforme la bouche.

Elle fait ressortir les dents du haut et rentrer les dents du bas.

Ce qui donne au visage une forme disgracieuse et fait que les dents du devant ne peuvent pas couper les aliments comme il faudrait.

La figure 74 montre la bouche d'un enfant de douze ans qui a sucé son pouce.

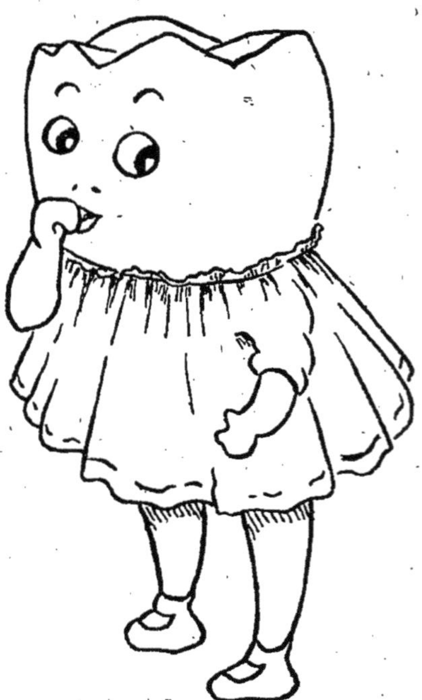

Figure 73. — Une cause de dents de travers

Voyez comme les dents
du haut s'avancent au-
dessus des dents du bas.

Voila le triste ré-
sultat du suçage du
pouce ou des autres
doigts !

Si vous voulez que vo-
tre visage ait une forme
agréable et normale, vos
dents doivent pousser à leurs places et y rester.

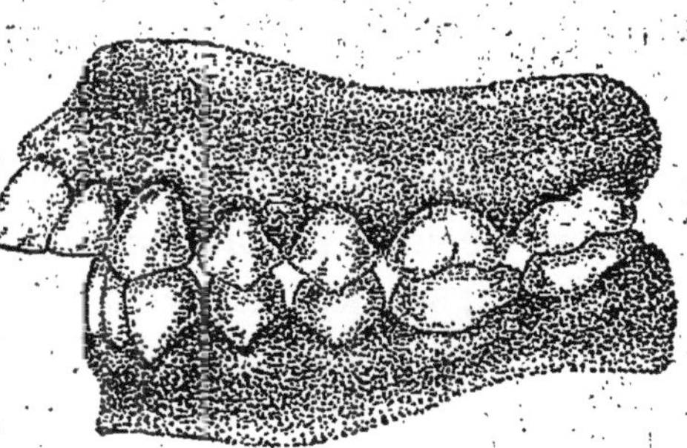

Figure 74

2. Respiration par la bouche.

Si vous respirez par la bouche, les muscles de votre
nez ne travaillent pas assez pour développer correcte-
ment le haut de votre visage.

La figure devient longue et étroite ; la bouche se
rétrécit et force les dents de devant à avancer, faisant
relever la lèvre supérieure.

La respiration buccale est généralement causée par
une affection du nez ou de la gorge, et ces affections
doivent être traitées par le
spécialiste le plus tôt possible.

Si vous ne respirez pas
facilement par le nez,
voyez votre médecin et
demandez-lui en la rai-
son ?

Ne tardez pas a vous
débarrasser de ces mau-
vaises habitudes !

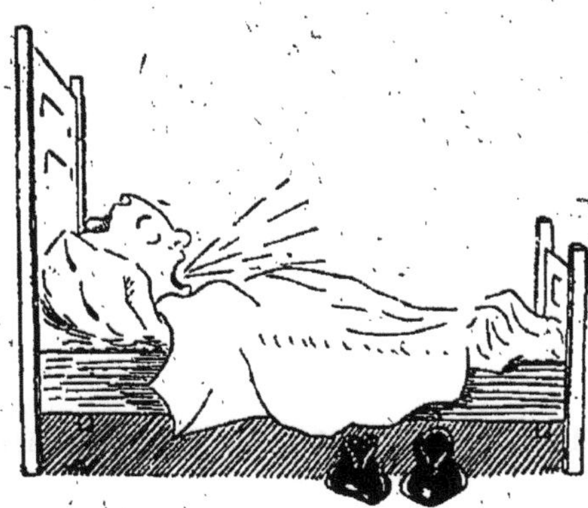

Figure 75

LES SURNOMS DES DENTS

Quelques dents ont des surnoms qui proviennent, soit de leur *emplacement* dans la bouche ; soit de leur *forme* ; soit de leur *fonction*.

Dents de lait (dents temporaires). — Vos premières dents sont appelées *dents de lait* parce que pendant que ces dents se forment et apparaissent, votre alimentation doit surtout se composer de lait,

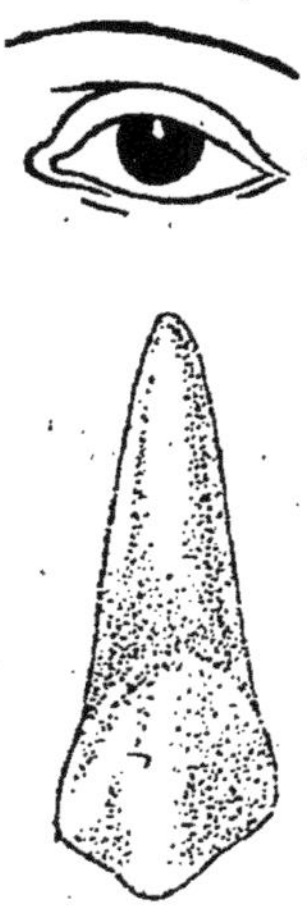

Dent de l'œil (canine). — La racine de la canine supérieure est très longue et se dirige vers l'œil, ce qui fait qu'on appelle cette dent : *dent de l'œil*, mais elle n'a aucun rapport avec cet organe.

Dents de loup. — Quelquefois des dents qui se sont mal formées, poussent pointues comme des chevilles.

Figure 76

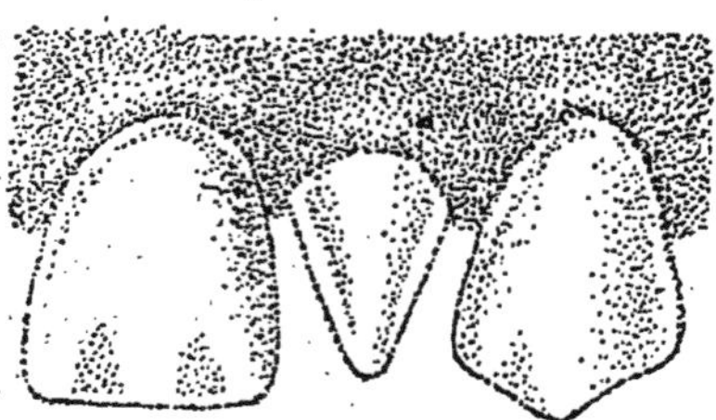

Figure 77

Ce sont surtout les incisives latérales qui présentent cette malformation.

Dents piquées. — Vous avez vu des dents qui ont des petits trous et des sillons dans l'émail. Ce sont des dents dont l'émail a été mal formé à un moment de leur évolution.

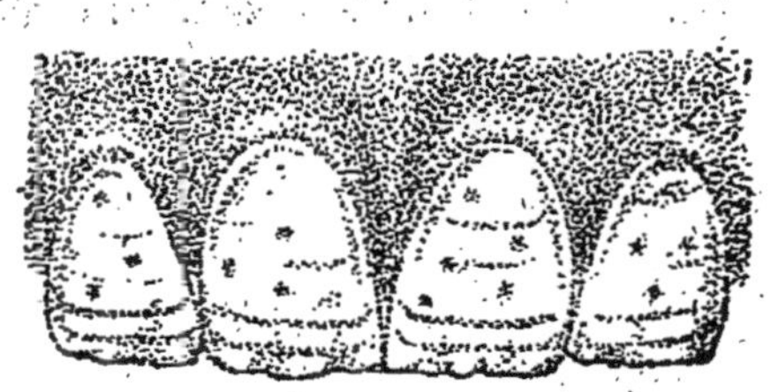

Figure 78

Fausses dents. — Ce sont les dents placées par le dentiste pour remplacer celles qui manquent.

Ces dents sont faites de porcelaine.

Dents de sagesse. — Vos troisièmes molaires supérieures et inférieures qui viendront après que vous aurez eu seize ans sont appelées *dents de sagesse*. Elles apparaissent alors que votre enfance est écoulée et que vous êtes supposé avoir acquis de *la sagesse*.

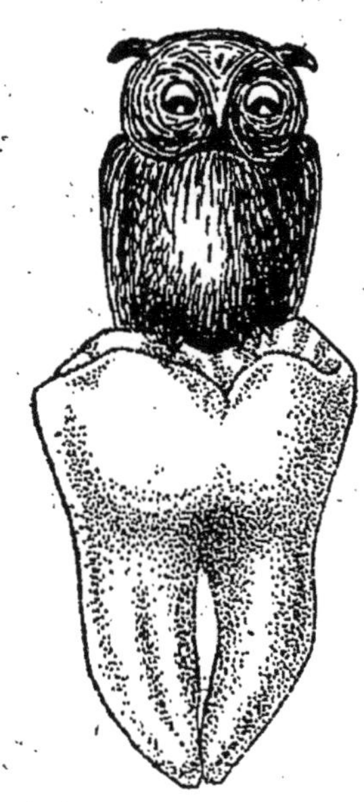

Figure 79

Montrez que vous avez de la sagesse en nettoyant et soignant votre bouche et vos dents.

DES CHOSES QU'IL NE FAUT PAS OUBLIER

Rappelez-vous que vous ne devez pas mordre dans les sucreries très dures (sucre d'orge, bonbons), ni casser les noisettes ou les noyaux avec vos dents.

Rappelez-vous que vos dents mâchent vos aliments, vous aident à parler, et aident à donner la forme à votre visage.

Rappelez-vous que vos dents sont faites pour vous en servir.

Mâchez vos aliments !

Ne mâchez pas vos aliments d'un seul côté de votre bouche. Servez-vous également des deux côtés.

Prenez bien soin de vos dents de lait.

Veillez sur vos dents de six ans et nettoyez-les scrupuleusement.

Voyez le dentiste souvent, assez tôt pour qu'il puisse surveiller l'arrivée de vos dents permanentes.

Rappelez-vous que *vous devez aller chez le dentiste tous les trois mois.*

N'oubliez pas de *brosser vos dents après chaque repas et avant de vous coucher.* Faites-le avant de « tomber de sommeil ».

N'allez pas à l'école le matin sans avoir brossé vos dents.

Si vous avez envie de réussir dans vos travaux et d'avoir le respect d'autrui : *ayez la bouche propre.*

Rappelez-vous que si vous désirez que les aliments qui entrent dans votre estomac soient propres, *vous devez nettoyer votre bouche et vos dents.*

Décrivez un cercle avec votre brosse quand vous brossez vos dents.

Ne brossez pas vos dents n'importe comment.

Rappelez-vous que vous devez conserver votre brosse à dents très propre.

Tenez un état de vos dents. Il vous évitera de souffrir.

Rappelez-vous que vous pouvez empêcher vos dents de s'abîmer si vous les soignez bien.

Ne reprochez pas à une dent de vous faire mal, c'est le seul moyen qu'elle a de protester contre votre négligence.

Si vous voulez que vos dents permanentes soient saines et régulières, *prenez grand soin de vos premières dents.*

Sur l'air de : *Nous n'irons plus au Bois...*

Il faut brosser vos dents. Si vous voulez avoir
Beauté, Force et Santé ; c'est là votre devoir !
Voyez comme on brosse,
Comptez les coups d' brosse,
Brossez, brossez, brossez matin, midi et soir !

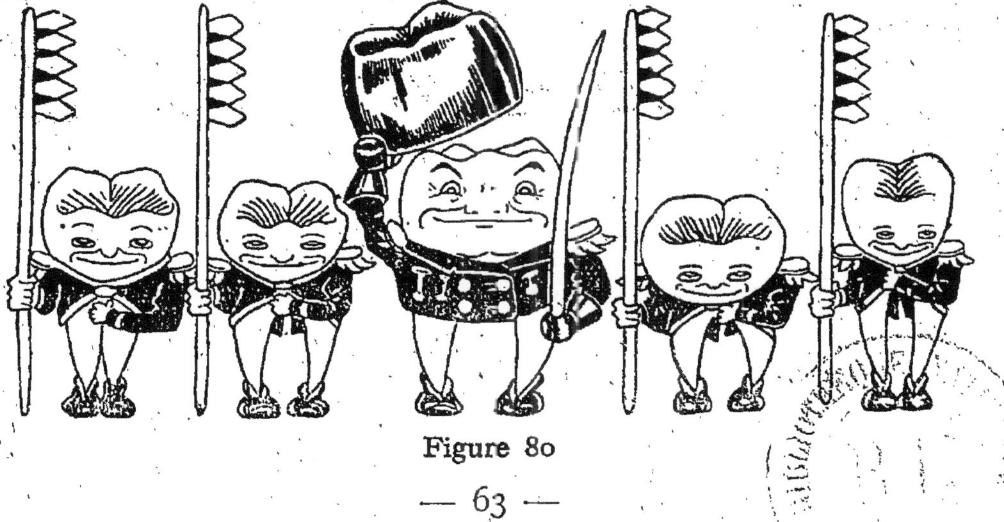

Figure 80

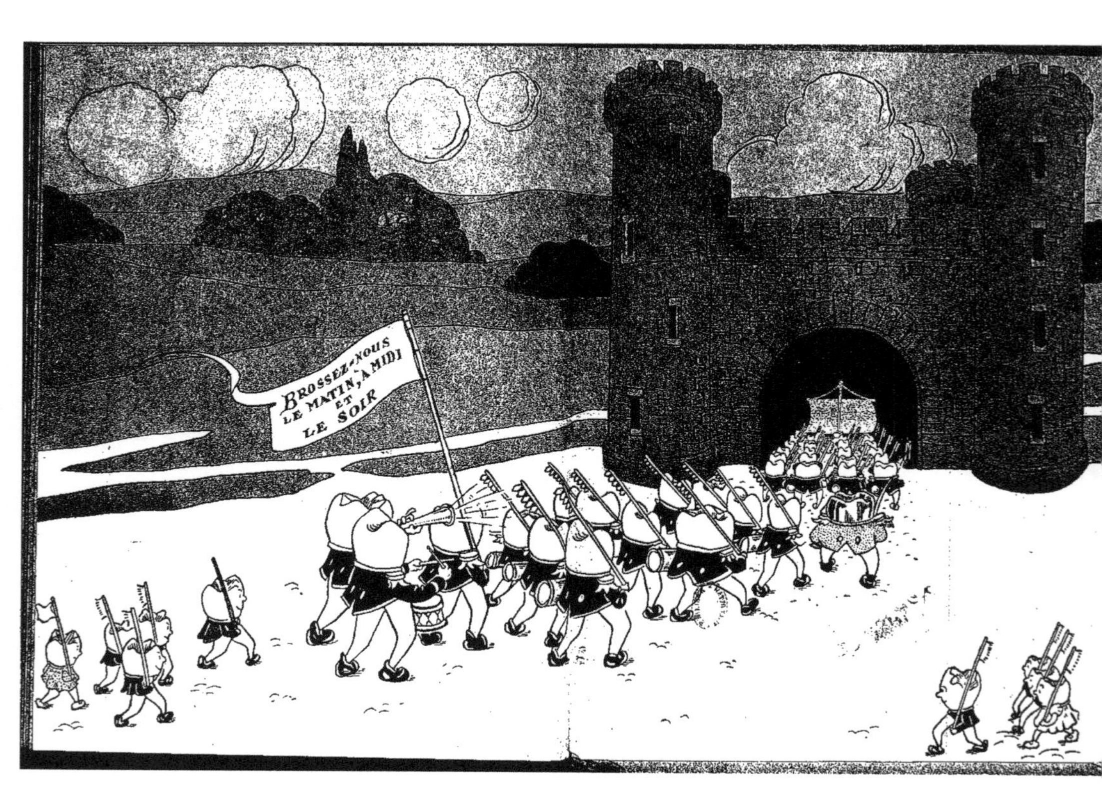

BROSSEZ-NOUS
LE MATIN, À MIDI
ET
LE SOIR